脊柱关节肌骨病红外热成像
彩色图谱

The Atlas of Infrared Thermal Imaging Technology
Practice in the Disorder of Spine,
Joints and Musculoskeletal

主　编　王　平
副主编　吴　思　苏　瑾

天津出版传媒集团

天津科技翻译出版有限公司

图书在版编目(CIP)数据

脊柱关节肌骨病红外热成像彩色图谱/王平主编. —天津:天津科技翻译出版有限公司, 2016. 11

ISBN 978-7-5433-3651-3

Ⅰ. ①脊⋯　Ⅱ.①王⋯　Ⅲ. ①脊柱病–关节疾病–医学摄影–红外成像系统–图谱　Ⅳ.①R681.5–64

中国版本图书馆 CIP 数据核字(2016)第 257747 号

出　　　　版：天津科技翻译出版有限公司
出　版　人：刘　庆
地　　　　址：天津市南开区白堤路 244 号
邮政编码：300192
电　　　　话：022-87894896
传　　　　真：022-87895650
网　　　　址：www.tsttpc.com
印　　　　刷：山东鸿君杰文化发展有限公司
发　　　　行：全国新华书店
版本记录：889 × 1194　16 开本　10 印张　250 千字
　　　　　　2016 年 11 月第 1 版　2016 年 11 月第 1 次印刷
　　　　　　定价：138.00 元

编者名单

主　　编　王　平

副 主 编　吴　思　苏　瑾

编　　委　(以姓名笔画为序)

王为民　王玉龙　王志红　王晓东

刘爱峰　李远栋　杨　光　张　超

张　雷　张红安　张君涛　金哲峰

孟　涛　黄朋涛　韩金昌　程　磊

谢海波

序

　　中医传统经典的"望、闻、问、切"四诊及"寒、热、温、凉"的诊疗理念历经漫长的临床实践考验，依然发挥指导临床的意义，理念价值至今不衰。而不断升级的高端结构影像技术（如核磁）无论如何精细，分辨能力再强，却也局限于无温度的物态结构范畴。在生命科学信息化技术不断发展的当今时代，传统经典的理念如何借助高科技手段"延伸、量化、储存及可操作"，新型诊断技术如何"互补、印证、融合"，迫于临床研究的重要需求，经典的"望、闻、问、切"与"视、触、叩、听"八诊也需要延伸，实为至关重要。

　　医用红外热成像设备因其成像迅速、安全无辐射，近年来在我国科研院所、临床医院得以迅速发展，我院在南院新区落成之际引进最新一代DH-2010型短焦距非制冷远红外热像仪，在脊柱、关节、筋骨疾病中做了一定工作，为相关研究工作搭建了一个功能可视化的平台。特别是中医理论指导下"寒、热、温、凉"可视化的便捷作用，对外治法系列诸如手法、针刺、射频、臭氧等干预手段可以进行疗程监测，为优化专科专病路径提供了一种思路。重新启示了中医、中西医结合综合诊疗思维的价值认识，即：中医理论的生物医学介入，使其对生物医学的研究从注重结构及功能的二维跨入包括形态、功能及生命（寿命）在内的三维科学研究层次。医用红外热成像技术使我们专业人员从对靶点（病灶）的关注延伸到对线（沉默病灶）及面（整体功能）的思维变化，可为临床治疗干预增加引导作用。相信随着本领域国内外学者的深化研究，其作用和价值将进一步显现。

　　本书作者均为我院骨伤科临床一线专业人员，他们从日常大量鲜活的临床病例体验中提炼出具有技术价值的经验，并愿与读者共同分享。同时也感谢天津科技翻译出版有限公司对本项目的支持与关注。在本书即将付梓之际，亟以为序。

天津中医药大学第一附属医院　院长

教授

前 言

在人体复杂系统科学理论的指导下,医学影像学、病理生理学、数字解剖学等自进入新世纪以来疾速发展,目标在于提升诊断水平,革新治疗干预手段,带来了以人为本的健康医学体系的进一步成熟,甚至对常见病、疑难病的诊疗思维也发生了崭新的变化。医学数字红外热成像技术（Medical digital infrared thermal imaging technology)在近年来越来越多地受到临床工作者的关注。

人体为天然的红外辐射源,其红外辐射能与人体血液循环、组织代谢、神经功能状态及组织结构密切相关。计算机技术的高速发展,为红外热像仪的热图捕捉、成像提供了巨大空间,医学数字红外热成像技术由此提升并服务于临床研究。对正常与异常热图的差异与变化规律进行比较和分析,结合专科物理诊断技术、影像学技术(DR、CR、CT、MRI、PET 等)、实验室检测技术等综合分析,补充结合用于疾病诊断,推论分析人体生理、病理状态,可以辅助及补充临床医学诊断及干预治疗评价。于中医骨伤科领域而言,经典的"手摸心会"理念虽不过时,却总在临床具体体验中显得如此古典与遥远。中医动态证候学虽能解决临床分层诊断需求,但症候演变过程中,平台、波动、下滑三期均具有不同特点及变化趋势,更为复杂的是病理进程三个阶段交替出现,并非线性模式。热成像技术结合中医传统的"温热寒凉"理论、"气血虚实"理论、"经脉痹阻"理论等,对某一阶段时间窗病症"当下"状态的评价及干预后变化的评价,将成为当下分层诊断评价模式的有益补充。吴士明教授在其独创的"红外热像引导无痛少痛诊治新模式"中明确提出:疼痛部位一定伴有组织损伤、代谢改变、血液循环变化,一定会导致温度的改变,热图可显示的变化——温度偏热者提示局部充血性改变;温度偏低者提示局部缺血性改变。依此可以精确找出患者自觉疼痛的部位,同时可以发现患者尚未感觉、医生容易忽略的部位;还可以了解患者全身其他重要脏器的信息。平乐骨科尚鸿生先生在其五万余人次的红外热像检查中发现,红外热图在肿瘤的筛查、诊断与鉴别诊断、指导治疗中都发挥了巨大作用,并检查骨科相关疾病60余种。北京中医药大学李洪娟教授将红外热成像技术应用于中医检测与疗效评价中,进行了经络定位、面部脏腑分属、辅助脏腑寒热辨证等多方面研究,均取得较大进展。此外,关玲等发现红外热像在浅筋膜疾病的诊断中亦有独特的帮助。《素问·长刺节论》云:"病在筋,筋挛节痛,不可以行,名曰筋痹。"通过红外热成像的捕捉,可以捕捉此类筋脉的变化。另《灵枢·刺节真邪》云:"一经上实下虚而不通者,此必有横络盛加于大经之上,令之不痛。视而泻之,此所谓解结也。"根据热图的提示可以明确诊疗方向,热像图对"视"起到了遥感指向作用,可以使医者明确诊疗方向及方案。

毕竟医用数字红外成像技术之"图"第一次将遥测的人体视为"热"体捕捉,较之黑白的结构影像图像迈出了一小步。哪怕仅仅是"砖",起码可以引发临床工作的"冷思考"与"热思维",可能会引发更多的诊疗思维中的联想、印证、质疑及重推论。甚至可以允许我们期待未来数字诊断学发展更高端之"玉"(域)。

天津中医药大学第一附属医院骨伤科主任

中华中医药学会骨伤科分会副主任委员

王 平

目 录

第一部分 总论·基础篇

第二部分　各论·疾病篇

第三部分　附篇·非典型疾患

第一部分　总论

基础篇

第一章　红外热成像技术设备组成

第一节　红外热成像设备研制简史

从 1800 年英国物理学家赫胥尔发现了红外线后,开辟了人类应用红外技术的广阔道路。在第二次世界大战中,德国人用红外变像管,研制出了主动式夜视仪和红外通信设备,为红外技术的发展奠定了基础。第二次世界大战后,首先由美国得克萨斯仪器公司(TI)在 1964 年首次开发研制成功第一代用于军事领域的红外成像装置,称之为红外寻视系统(FLIR)。它是利用光学机械系统对被测目标的红外辐射扫描,由光子探测器接收二维红外辐射,经光电转换及处理,最后形成热图像视频信号,并在荧屏上显示。

20 世纪 60 年代中期,瑞典 AGA 公司和瑞典国家电力局,在红外寻视装置的基础上,开发了具有温度测量功能的红外热成像装置,这种装置通常称为热像仪。70 年代,法国汤姆逊公司研制和推出全功能热像仪,它将温度的测量、修改、分析、图像采集、存储合于一体,重量小于 7kg,使仪器的功能、精度和可靠性都得到了显著的提高。90 年代中期,美国 FSI 公司首先研制成功由军用转民用并商品化的新一代红外热像仪,它是焦平面阵列式结构的一种凝视成像装置,技术功能更加先进,现场测温时需对准目标摄取图像,并存储到机内的 PC 卡上。各种参数的设定,可回到室内用软件进行修改和分析,最后直接得出检测报告。随着红外焦平面阵列技术的迅速发展,美、英、法、德、日、加拿大、以色列等国家都在竞相研制和生产更先进的红外焦平面阵列摄像仪。

随着红外热像技术的普及,各国利用红外热像设备对疾病的辅助诊疗进行了广泛的探索。美国的多所大学都开展了相关研究,例如:对肿瘤血管生长因子的监测,止痛的原理及疗效评估,乳腺肿瘤的筛查及预防,头部疾患的红外热成像特征的研究等等。这些研究均以红外热像检查为辅助手段,贯穿诊疗的始终,对患者进行观察。日本是拥有红外热成像检查设备较多的国家,有数据显示日本全国有近 1500 家医院将红外热像检查技术作为常规技术使用,应用领域相当广泛,例如:心血管疾病的介入治疗,神经系统疾病的观察与治疗评价,运动损伤的诊断及治疗,肿瘤的初步筛查及预防。另外,韩国、德国、英国等国家的红外热像技术也主要运用于针对神经功能状态的评价、疼痛的诊断及治疗、肿瘤的预防及监测、血管疾病的研究上,均达到了较为领先的水平。

中国的红外热成像硬件技术起步于 1985 年,目前生产工艺较成熟,能稳定生产,成品率较高,已开始广泛用于医疗行业。在非制冷焦平面元件的研发和生产上,与西方国家相比有 10 年左右的差距。1976 年研制成功第一台样机并投入使用,填补了我国此领域在医学上的空白,为我国生物医学开展红外热成像诊断和科学研究奠定了基础。重庆第三军医大学吴士明教授带队的科研团队,通过全军"八五""九五"等重点课题的研究,成功研制出了 DH-2000 型红外热像仪,较早把医用红外检测仪引入中国医疗领域,对疼痛医学、软组织损伤等疾患诊疗思维提出了新的观点,并出版论文集《颈腰背痛诊治与红外热像技术》,对红外热成像技术在疼痛领域应用的情况进行了介绍。由袁云娥教授主编,郑州大学出版社出版的《医学数字红外热成像技术概论》是对近年来国内热成像检查技术应用的一个阶段性总结,书中所涉及的病种广泛,图文并茂,是学习红外热像检查技术的较好的参考资料。

随着红外热像技术的不断普及与推广,全国各级医疗机构开始购置、使用及进行相关的临床研究。应用的领域包括：①评估脊髓及周围神经损伤等神经系统疾病。有研究者运用红外热像技术对缺血性脑血管疾病的患者进行血管内支架成形术前、术后的评价与观察[1]。早期脊髓空洞症时有漏诊，有研究者运用红外热像技术对于Chiari畸形Ⅰ型合并脊髓空洞患者的红外热像特征进行分析，提出红外热像技术可以作为脊髓空洞症早期辅助及鉴别诊断的手段[2]。有研究者运用红外热像技术对面瘫病情进行了客观评价，利用形式概念分析挖掘温差与面瘫严重程度的关系[3]。②软组织疼痛的诊断与治疗，如神经根型颈椎病、腰椎间盘突出症、颈肩背软组织疼痛、肩周炎、肱二头肌长头腱炎、膝关节骨性关节炎等骨与关节疾病的诊断与治疗[4]。③对肿瘤的早期预警诊断。Michel G.等根据恶性肿瘤局部血运丰富、代谢旺盛、病变部位温度升高的病理特点，计算出肿瘤生长速度(体积倍增时间)与产热量(每克癌组织产热千卡数)之间的函数关系[5]，从理论上奠定了红外热图辅助诊断肿瘤的基础。在肿瘤的早期诊断中，以乳腺肿瘤的检出率最高，其次为肾上腺肿瘤、淋巴瘤、鼻咽癌[6]。④红外热成像技术所采集的人体信息与传统中医药学的整体观念有共通点，便于结合研究利用，有学者进行了"肺与大肠相表里"等相关临床研究，为辨证论治肺系疾病提供了支持[7]。运用红外热成像检查对于针灸治疗慢性软组织疼痛、面瘫、缺血性脑血管疾病也具有很好的评价效果[8]。经过近40年的发展与引用，红外热成像技术在国内已经广泛应用于临床诊断、疗效评估、科学研究领域，随着其优势的显现，红外热像技术一定会更加成熟与完善。

第二节　红外热成像设备的分类

医用红外热成像设备，一般分为非扫描成像系统和光机扫描成像系统。由于技术的发展，国内医学红外热成像仪器生产厂家已经从液氮制冷单点机械扫描系统转向非制冷焦平面电子扫描系统的生产。近年来研制生产的阵列式凝视成像的焦平面热成像仪，为新一代的红外热成像设备，在性能上优于光机扫描式热成像仪。其关键技术是由单片集成电路组成的探测器，被测试对象的视野聚焦在上面，图像显示清晰，方便快捷，利用专业分析软件，可对点、面、线进行测温，快速成像，灵敏性强，存储容量高。

本书写作中所采用的红外热成像设备为重庆宝通华医疗器械有限公司生产的DH-2010型红外热像仪。该设备具有如下特点：

1. 仪器只被动接受被检查者辐射的红外光，对被检查者无任何伤害。

2. 遥感测温，不改变被检测目标原参数状态，增加了测温的真实性和客观性。

3. 测定被检查者的温度分布场，并以数字化图像的形式显示出来，具有直观、形象、易于保存处理等优点。

4. 成像速度快，提高了设备的使用效率，有利于红外热图的动态分析。

5. 无需液氮，便于携带，适合在不同的场合应用。

6. 配有参考黑体，可减少由环境温度变化引起的温度漂移，保证所测度温值的相对可靠性和准确性。

表 1.1　DH-2010 型红外热像仪主要技术参数

探测器类型	非制冷焦平面阵列
探测器材料	氧化钒
探测器像素	324×256
光谱响应	8~14μm
焦距	17mm
调焦范围	0.3~∞m
视场角	30°~39°
半身成像距离	1.5~2m
温度分辨率	0.035℃~0.05℃
空间分辨率	2.2毫弧度(17mm焦距)
测量精度	±1℃
温度校正	软件及外置参考黑体
图像处理	实时、动态
接口	USB 或以太网接口
帧速	9帧/秒
调焦功能	电动调焦

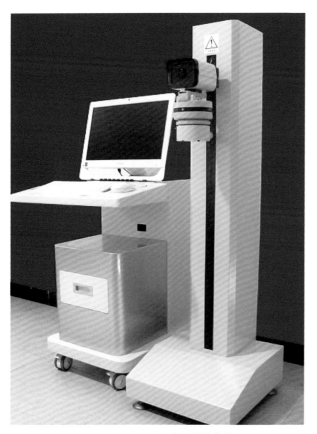

图 1.1　DH-2010 型红外热像仪。

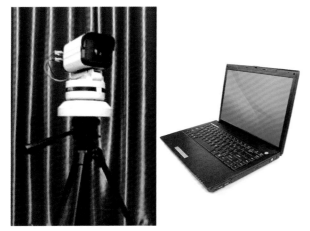

图 1.2　床旁便携式红外热像仪。

第三节　短焦距非制冷远红外设备构成

短焦距非制冷远红外热像仪主要结构为：操作台(含电脑一体机、应用软件、打印机)、升降车(含云台、摄像头、伺服系统)。

一、操作台

台车上装有计算机、彩色打印机，支架系统带有四个可固定滚轮，搬动完毕可固定。云台固定在升降车上，可以上下移动，左右、俯仰转动。

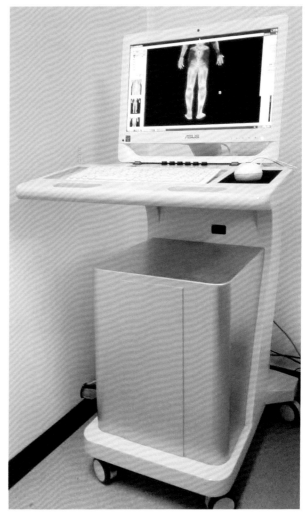

图 1.3　操作台。

二、升降车

升降车包含云台、摄像头、伺服系统。

三、摄像头

摄像头具有接收人体红外辐射、模数转换、非均匀性校正、测温显示等功能，其接口现为以太网数据接口。

四、应用软件

本款热成像仪器采用设计生产公司自行开发的

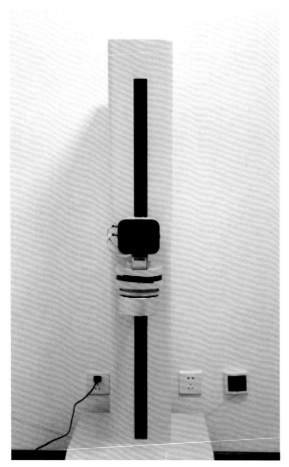

图 1.4　升降车。

热成像诊断系统,该系统具有采集图像、图像分析、温区测定、图像存储、图像查询、图像比较等多种功能,满足临床及科学研究需要。

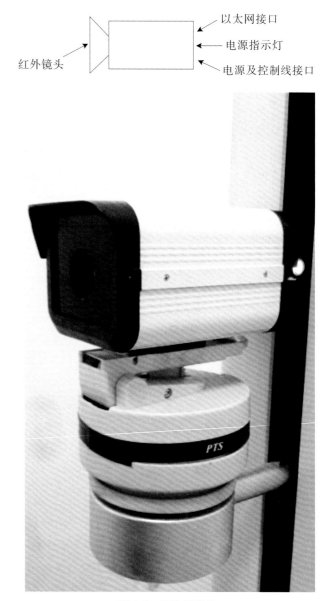

图 1.5　红外摄像头。

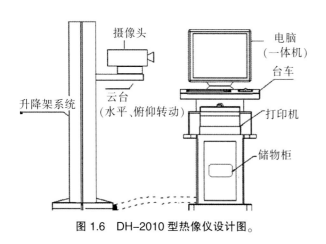

图 1.6　DH-2010 型热像仪设计图。

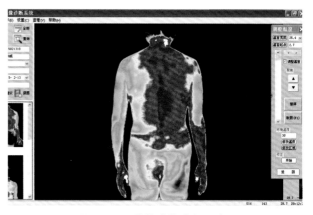

图 1.7　红外热成像诊断系统。

五、计算机

该热像仪配用品牌一体机：P4 处理器/2G 内存/300~500G 硬盘/显示器（一体机）/刻录光驱/键盘/鼠标/USB2.0 或 3.0 接口。

六、打印机

配备彩色打印机(或相容产品)，作为输出设备，打印红外热像检查报告。

参考文献

[1] 程诚,高宇红,薛毅珑,等.远红外热成像在缺血性脑血管病中的应用[J].中国医学影像学杂志,2014,22(3):210-212.

[2] 程诚,高宇红,薛毅珑,等.Chiari 畸形 I 型合并脊髓空洞患者的远红外热像特征分析[J].中华脑科疾病与康复杂志(电子版),2013,3(4):265.

[3] 刘旭龙,洪文学,刘杰民.基于红外热成像与形式概念分析的面瘫病情客观评估方法 [J].光谱学与光谱分析,2014,34(4):992-994.

[4] 方镇洙,舒帆,袁绍忠,等.红外热成像技术在临床疼痛评定标准中的应用进展[J].中国医学影像学杂志,2011,12(16):931-932.

[5] Michel G. Breast thermogrophy and cancer risk prediction[J].Cancer,1980,45(6):51-56.

[6] 杨纪华,张贺龙,康艳霞.红外热像技术在肿瘤诊断中的应用[J].现代肿瘤医学,2009,17(9):1817-1819.

[7] 朱琦,付钰,倪金霞,等.基于红外热成像技术的支气管哮喘患者肺经与大肠经相关腧穴体表温度研究[J].中医杂志,2013,54(22):1926-1928.

[8] 温雁云,袁宜勤,曹东波,等.医用红外热像检测近年来的研究进展[J].中国民族民间医药,2012,01:23-25.

皮肤是人体深层组织与环境的界面,在保持人体深层温度方面起着重要的作用,观测皮肤的温度变化可了解许多人体生理方面的问题,特别是与热调节和代谢等有关的问题。从物理学原理上分析,人体就是一个自然的生物红外辐射源,能够不断向周围发射和吸收红外辐射。正常人体的热态(温度)分布具有一定的稳定性和特征性,机体各部位温度不同,形成了不同的热场。当人体某处发生疾病或功能改变时,该处血流量会发生变化,导致人体局部温度发生改变,表现为温度分布偏高或偏低。根据这一原理,通过热成像系统采集人体红外辐射,并转化为数字信号,形成伪色彩热成像图,利用专用分析软件,经专业医师对热成像图分析,判断出人体病灶的部位、疾病的性质和病变的程度,为临床诊断提供可靠依据。

第一节　红外热成像仪原理

红外热成像仪是根据自然界中的一切高于绝对零度(−273.15℃)的物体都辐射红外线这一自然现象,利用红外探测器探测目标、背景以及目标各部分之间的红外热辐射温度的差异,并将此差异进行成像的一种被动式探测仪器。它已被广泛用于军事及工业领域。第一代热像仪为单点式,即光机扫描型热成像仪,主要由带扫描装置的光学系统、红外探测器电子放大线路和显示器等部件组成。第二代热成像仪是凝视型的,主要采用红外焦平面阵列等先进技术,在如同邮票大小的芯片上,集成了数万个乃至数十万个探测器及其信号放大处理电路。将芯片置于光学系统的焦平面上,无须用光机扫描装置,即可获得目标的全景图像。不仅缩小了体积,降低了功耗,而且还具有许多独特的优点。目前,先进的红外热成像仪的温度分辨率可达 0.01℃。当目标与背景温差为 0.01℃时,就可观察目标的轮廓;当目标自身部位温差为 0.01℃时,就可观察目标的层次。

第二节　红外热成像测温仪的工作原理

红外热像仪应用于医疗领域,由于人体散热主要方式是通过皮肤的热辐射,传导、对流和蒸发的作用都较次之,尤其是在室温低于体温时更是如此,通常人体辐射能量最大的波长在远红外区,波长范围为 5~50μm。因此,可将人体作为红外辐射源,利用红外探测器把红外辐射能转变成电能,根据普朗克黑体辐射定律,人体辐射功率与皮肤绝对温度的 4 次方成正比。因此,根据红外探测器接收到的辐射功率,可以反算出对应的温度,连续对人体全身扫描,再把热能信息转换成数据,就可以描记出人体的二维温度,以彩色图像的形式显示人体温度的分布状态。从体温的状态可以反映体内生理状态的变化和局部的病变,为临床诊断提供有效的信息。红外热成像测温仪的工作原理:首先利用红外成像仪将被测物体成像,再将采集到的图像信息传送到计算机中,利用后处理软件计算出图像中温度最高点处的温度。

现代医学数字红外热成像技术是采用世界先进的非制冷焦平面阵列探测器,通过遥感测量方式,建立健康人群的能量热态分布图数据库,建立常规定标值,建立标准化评估诊断系统。根据研究对象（病种或证候）,进行热态自动识别和分级测评,以数字化图像形式显示受检者的某个系统或部位的温度分布场,依据人体热态空间分布状态,进行计算机自动分析、判断其与疾病的相关性,是今后发展的必然趋势。

人体内部与体表温度的变化受情绪、运动、饮酒等内在因素与外用膏药、腰围、护膝等外在因素的影响较大，因此在检查前应严格遵守检查注意事项，避免这些影响因素的干扰。同时，对于环境温湿度的调控、仪器的操作、体位的摆放则直接关系着所拍摄的热图能否达到疾病诊断及科研的要求，因此国内外红外热像研究及使用者均应遵守一定的操作规范。

第一节　检查室环境要求

检查室的大小一般不小于 3.5m×2m，过小则不利于体位的摆放，一些全身成像检查受限制；过大则不利于恒温、恒湿环境的控制，另外患者的私密性也会受影响。检查室旁可配备更衣柜，方便患者存放物品。现部分生产厂家所生产的检查舱，将大小、温湿度控制等要求均设计在内，更符合要求。

检查室内，温度一般要求控制在 24±2℃，还应结合仪器设备要求具体设定。湿度 40%~60%，大气压力控制在 700~1060hPa。室内应避免空调直接吹到受检者身上，避免阳光照射在受检查者身体，保持室内光线舒适柔和。

室内提供良好的接地电源插座，电源：220V/50Hz±10%，输入功率 250VA。

第二节　设备调试

检查前应按正常开机顺序打开总电源、台车电源、摄像头电源，后打开电脑，并运行诊断及分析软件。打开软件后，点击"摄图"，在拍摄模式下预热仪器 20 分钟以上，所拍摄的图像更加稳定，测温更精确。预热完成后，应对图像均匀性进行校正，盖上镜头盖，点击"开始"校正，根据提示进行操作，必须校正到图像均匀，才能进行下一步操作。

为了测量温度的精确，仪器配备了黑体，将黑体打开预热 20 分钟后，将红外摄像头对准黑体，点击"修改区域"，此时光标在摄图区域变为十字，移动十字光标到参考黑体热图中心，单击鼠标左键即校准完毕。为保证温度测量的准确性，每次开机后及对温度精度有较高要求时均可进行黑体校准。

第三节　温窗宽度、温窗起点设定

一般温窗宽度设定为 28℃，温窗起点 8℃~12℃为宜。

第四节　受检者检查前注意事项

1.受检者待检前禁止饮酒、服用辛辣刺激性食物。检查前 1 小时禁食过凉或过热食物。

2.受检者检查前应避免进行理疗、针灸、按摩、拔罐等治疗；同时应避免 B 超、心电图、肌电图等检查，应将红外热像检查安排在各种治疗及检查前进行。

3.待检及检查期间不得按压、抓挠、摩擦身体各部位，避免影响检查结果。

4.待检时不得倚靠铁椅或墙壁。

5.检查前应去除膏药、护膝、腰围等，休息 15~20 分钟方可进行检查。

6.受检者应将随身物品（眼镜、项链、手表）摘除，按要求暴露检查部位，摆放标准体位。

7.医生如询问受检者既往病史、手术情况、用药情况,受检者应如实告知。

第五节　标准体位

红外热像摄图操作中, 既有一定的标准摄图体位,也可以结合临床需求进行适当调整,如可单纯照摄胸腹部正侧位,头面部前后位,双侧位,如肩关节疼痛患者可拍摄局部肩关节前、后、左、右位。如没有特殊要求, 应尽量按照标准摄图体位进行拍摄。标准体位的摆放有利于病变部位的合理暴露,需要治疗前后对比的患者更应注意标准体位的摆放,以利于前后的对比观察。

第六节　读图原则

红外热像与传统影像检查手段（如 X 线、CT、MRI、B 超）相比,在颈肩腰腿疼痛、急慢性炎症的诊断上,能更好地显示疼痛的部位、性质和程度,更好地反映炎症疾病的部位、范围与程度。读图时,应与临床紧密结合,了解患者的主诉、查体体征与热图是否相契合。如果热图存在异常变化,是正常生理热图,还是干扰热图,或是病理热图,应一一加以排除。因此就应先掌握生理热图与干扰热图的表现。

一、红外热图不同颜色的意义

一张红外热图上,颜色由深至浅变化,黑色代表温度最低,由蓝色、绿色、黄色、红色向白色逐渐过渡,白色代表温度最高。

二、生理热图特征

1.对称性。正常生理热图应以人体中线为轴,两侧温度基本对称。胸部两侧温度一般左右对称,因心脏位于胸腔左侧,一般温度较右侧偏高。

2.头面部、躯干中心温度偏高,四肢手足随着离心距离的增加,温度递减。

3.生理凹陷处温度稍高,如锁骨上窝、腋窝、脐部、腹股沟处。

4. 大血管走行处温度偏高, 如颈前三角处、肘窝、腘窝处。

5.皮肤、骨突隆起部位温度偏低,如臀部、乳房、脂肪较丰厚处等。

6.毛发部位温度偏低,如头发、腋毛处。

7.脂肪丰厚处、肌肉发达处、液体潴留、空腔器官部位,导热功能差,温度偏低。血液供应少的组织温度也偏低。

8.气体流通的区域,如鼻腔、气管可呈低温。

体表温度并非一成不变, 它也随时间、生理状态、外界环境温度、情绪变化等不断变化。应灵活掌握及应用。

三、干扰热图特征

红外热像检查与外界的温度、湿度、空气流动等情况密切相关, 同时与受检者的生理状态、情绪状况、饮食状态、运动状态、既往病史等有直接的关系,常常会因患者准备不足而出现干扰热图, 成为影响诊断的因素。

从干扰因素造成的结果看,一般可分为低温干扰与高温干扰。

常见的低温干扰可见于 B 超检查、心电图检查后,因局部擦涂耦合剂、导电糊导致温度降低。如佩戴饰品(项链、玉器、指环)多呈低温改变。患者由于检查前大量活动,出汗较多,汗水蒸发带走热量,汗水分布区域多呈现斑片状低温改变。另外, 检查室内空调直接吹向患者, 或患者倚靠墙壁也会造成局部出现温度降低的情况。上述的低温干扰因素,通过询问及告知应尽量避免。

常见的高温干扰可见于因腰围、护膝、局部衣物的包裹, 而未进行一定时间段的休息等待所导致的温度升高。贴膏药后患者局部皮肤过敏也常常导致高温干扰。检查前应尽量询问患者是否佩戴了腰围、护膝,某些局部是否穿衣较厚,应提前 30 分钟左右摘除,再进行检查。

除了上述外界干扰因素造成的低温与高温干扰外,例如脂肪、肌肉较丰厚处,毛发覆盖较多的部位也会产生生理性低温干扰。手术、针灸、热源性理疗、手法治疗也常常会导致局部温度的改变。如胆囊摘除术后,常于右上腹部见低温改变;腹部外科或妇科手术后常见线条样高温改变的手术瘢痕。热源性理疗出现高温改变,针灸治疗后会出现高温或低温的改变,因此应尽量避免治疗后随即进行红外检查。

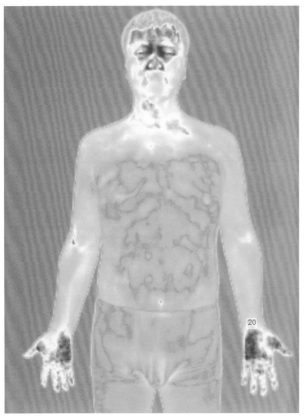

上半身正侧位标准图

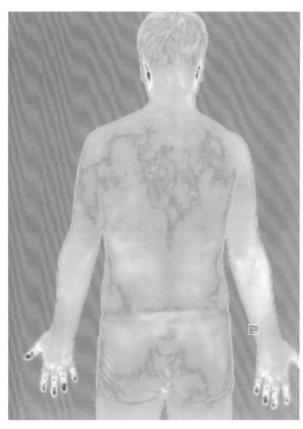

上半身背侧位标准图

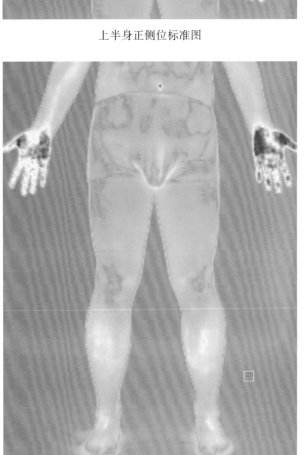

下半身正侧位标准图

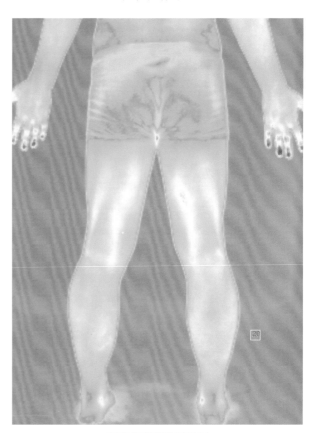

下半身背侧位标准图

图 3.1 红外热像标准摄图体位。(待续)

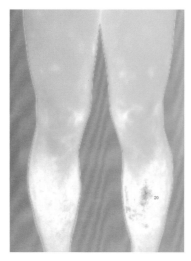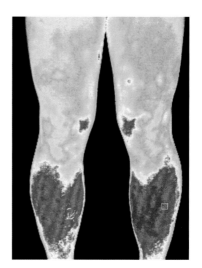

膝关节正侧位

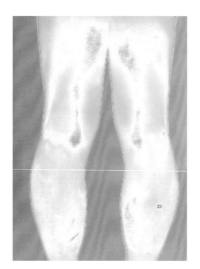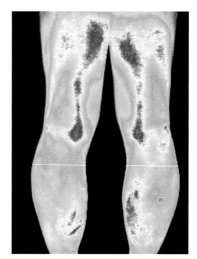

膝关节背侧位

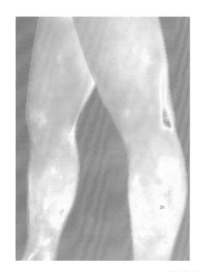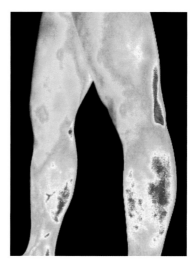

膝关节左侧位

图 3.1 续　红外热像标准摄图体位。(待续)

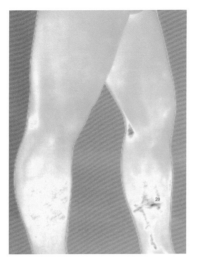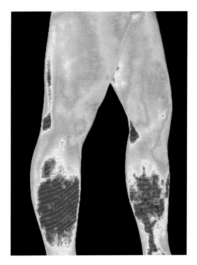

膝关节右侧位

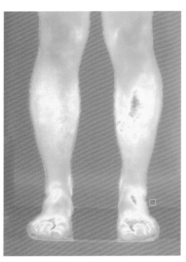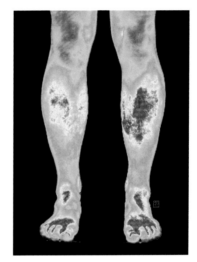

足踝部正侧位

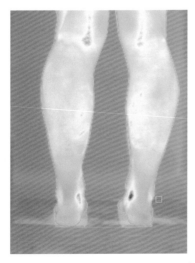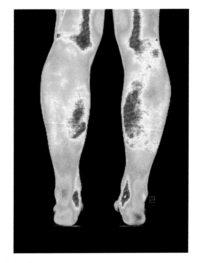

足踝部背侧位

图 3.1 续　红外热像标准摄图体位。(待续)

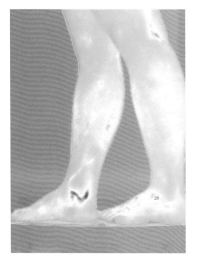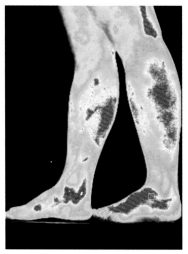

足踝部左侧位

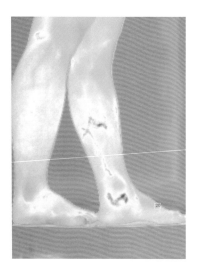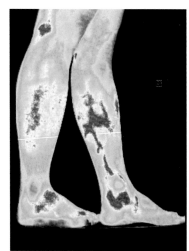

足踝部右侧位

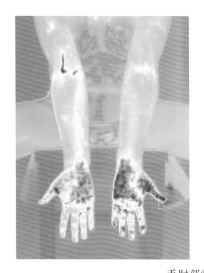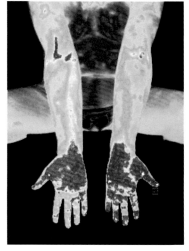

手肘部掌侧位

图 3.1 续　红外热像标准摄图体位。(待续)

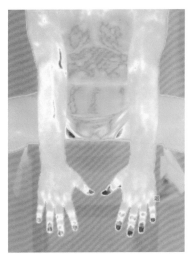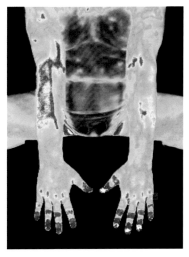

手肘部背侧位

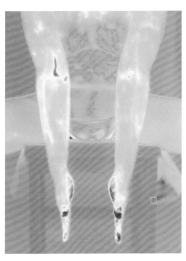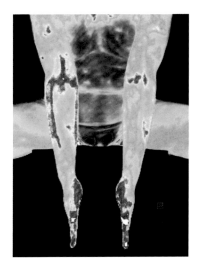

手肘部桡侧位

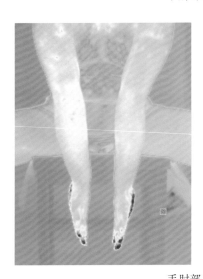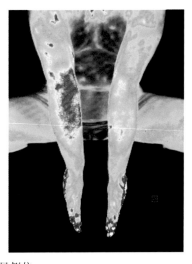

手肘部尺侧位

图 3.1 续　红外热像标准摄图体位。

在了解生理热图与干扰热图特征后，结合患者的主诉、查体体征进行综合分析，除外生理与干扰热像后，进行疾病的诊断并对症治疗。

第一节　X 线的临床应用及价值

骨组织是人体的硬组织,含钙量多,密度高,X线不易穿透,由于脊柱和关节病变常能反映在骨结构的改变上,因此 X 线检查对其诊断具有十分重要的作用。通过 X 线检查,不但可以了解骨与关节损伤的部位、范围、性质、程度和软组织的情况,为疾病提供诊断和鉴别诊断的依据,为治疗提供依据,还可以在治疗过程中判断骨折脱位的整复、牵引、固定等治疗效果,病变的发展及预后等。

脊柱 X 线检查主要有平片检查和脊髓造影。脊柱平片检查常规摄片分为正位、侧位和左右斜位,并根据病情需要加拍张口位、过屈、过伸功能位与体层摄影片等。其中正位片主要观察脊柱有无侧弯、椎体结构及序列、椎间隙、椎弓根的形态、位置、间距、横突及椎旁软组织变化等。侧位片可观察脊柱的生理弯曲、椎体结构及序列、椎间隙、关节突关节的排列,特别是腰段椎间孔的大小及形态,椎管前后径测量与寰枕关节等;左右斜位片主要用于观察颈椎间孔大小及周围骨质结构变化。其次,腰椎斜位片观察椎弓、峡部有无骨折、断裂及椎关节突关节;过屈过伸功能位片主要适用于需了解某段椎体间稳定性时,与常规侧位片对比做动态观察;张口正位片主要用于观察寰枢关节结构。X 线断层片主要用于普通平片显示不清的细微结构,如齿状突基底部骨折及椎体内有无死骨存在等。

现我院购置和使用的西门子 Arcadis Orbic 3D C 臂(图 4.1),是一种新型可移动的能够在手术室内使用的 X 线检查设备,在术中直接产生三维影像。使得手术干预更加精确。能够为复杂的脊柱与关节手术提供准确图像。Arcadis Orbic 3D C 臂具有进行

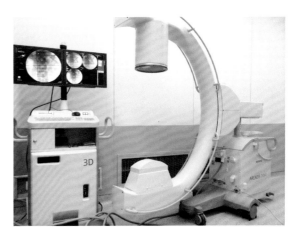

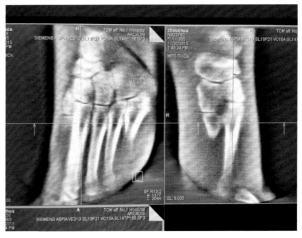

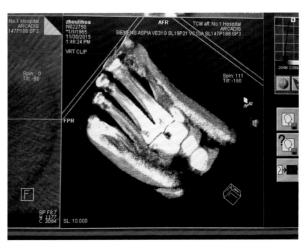

图 4.1　西门子 Arcadis Orbic3D C 臂。

三维成像的190°运动轨道,适合于上肢与下肢的骨与关节、胸部、子宫颈和腰椎、骨盆和臀部,以及上颌面区域的三维成像。这种C臂能够配备NaviLink 3D,这是一种直接3D导航界面。这种界面联合了C臂的成像能力与高精确度外科导航性能,无需对三维成像解剖学进行人工排列,增加了骨科导航的准确性并使临床工作流程最优化。

第二节 CT 的临床应用及价值

常规 X 线检查一般是骨骼肌肉系统的首选影像检查方法,但对于解剖结构比较复杂的部位或以显示软组织病变为主时,可首选 CT 检查。多数情况下,在平片的基础上如要了解较小范围的骨质破坏、髓腔情况、骨内或软组织内的钙化或骨化,以及软组织病变时,都需要辅以 CT 检查。由于脊髓被骨性椎管及其相邻结构所遮挡,脊柱 X 线片难以显示,CT 扫描轴面图像配合 CT 脊髓造影,可清楚显示脊髓与骨性结构的相互关系。平扫可用于脊椎骨赘、椎间盘突出、脊柱外伤、脊髓炎、椎管狭窄和脊椎肿瘤等的检查。而 CT 脊髓造影可用于椎管内软组织病变,如脊髓肿瘤、脊髓空洞症、韧带骨化、脊髓血管畸形、阿-希畸形、粘连性蛛网膜炎和脊髓萎缩等。图 4.2 为我院购置与使用的 GE Bright Speed Select 16 排多功能 CT。

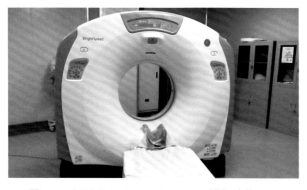

图 4.2 GE Bright Speed Select 16 排多功能 CT。

第三节 MRI 的临床应用及价值（Siemens 3.0T MR MAGNETOM Spectra）

MRI 提供了一种在活体状态下,无创了解人体解剖细节,甚至病理改变的方法,并且无电离辐射。MRI 能够很好地显示脊椎、关节病变细节,是诊断骨关节疾病异常改变的最敏感而无创的方法,对于X 线及 CT 无法诊断或者诊断困难时,MRI 可作为最佳选择。MRI 能够直接显示滑膜、纤维软骨(如椎间盘、半月板)、肌腱、韧带(如膝关节交叉韧带)的异常,对于肌肉疾患,如肌肉炎症、创伤、肿瘤等,MRI 也是最佳成像方法。MRI 动态增强成像对于软组织良、恶性肿瘤的鉴别诊断具有价值,并已得到广泛应用;MR 血管成像(MRA)为恶性肌骨系统肿瘤患者治疗方案的制订提供了必要的信息;MRI 关节造影成为了解关节创伤及疼痛病因的又一有效方法,MRI 功能成像(包括扩散与灌注成像、波谱分析)在肌骨系统疾患诊断中的应用也正在开展。图 4.3 为我院使用的 Siemens 3.0T MR MAGNETOM Spectra。

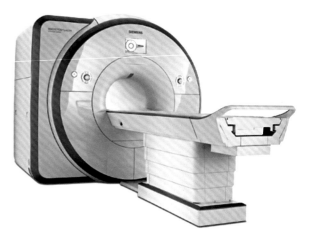

图 4.3 Siemens 3.0T MR MAGNETOM Spectra。

第四节 数字减影血管造影技术（Digital Subtraction Angiography, DSA）

数字减影血管造影技术(Digital Subtraction Angiography, DSA)是 20 世纪 80 年代继 CT 产生之后的又一项新的医学成像技术,是计算机与传统 X 线血管造影相结合的产物,是血管可视化技术的重要组成部分。图 4.4 为我院目前应用的德国产西门子 Artis Zee Ceiling DSA。

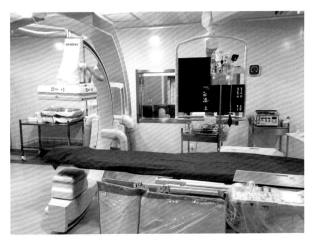

图 4.4　西门子 Artis Zee Ceiling DSA。

一、数字减影血管造影技术工作原理

DSA 的工作原理是将造影剂(在 X 线照射下透明的无机化合物)迅速注射进血液,使血管在 X 线照射下显影,同时用快速摄片、电视摄影或磁带摄像等多种方法,将心脏和大血管腔壁的显影过程拍摄下来,从显影的结果可以看到含有造影剂的血液流动的顺序,以及心脏、大血管的充盈情况,以便了解心脏和大血管的生理状态和解剖结构的变化及血液动力学的改变。DSA 作为一种专门显示血管的技术,包括了两层含义:一是数字化,二是减影。首先将模拟信号转换为数字信号,以便计算机进行处理。其次,在造影前、后对同一部位各照一张相,然后将两张图像相应部分的灰度相减。理论上,如果两帧图像的拍摄条件完全相同,则处理后的图像只剩下造影的血管,其余组织的影像将被完全消除。

二、数字减影血管造影技术的应用

伴随介入放射学的兴起和发展,DSA 是构成介入放射学的重要组成部分,是血管性造影和血管性介入治疗必不可少的工具。随着人们对 DSA 技术认识的不断加深,造影方法的不断改进,机器性能的不断改善,功能的不断增加,应用领域的不断扩大,尤其与介入放射学结合,使它的优势越来越凸显。DSA 技术不但服务于疾病诊断,而且作为疾病治疗的一种先进手段,是一种微创手术,如数字减影血管造影机引导下经皮椎体成形术、脊柱关节射频介入消融术、评价股骨头缺血性坏死(ONFH)带血管蒂骨瓣

转移治疗前后股骨头内血运变化情况等等。由于其他影像技术的改进和设备的发展,在血管显影方面与 DSA 各有千秋,相互补充,但在某些部位成像上比 DSA 有一定的优势,如:CTA (CT 血管成像)、MRA (MR 血管成像)及其重建,可显示全身的血管。CTA 和 MRA 较 DSA 检查来说,其优点是基本无创伤,但是 CTA 与 MRA 的问题是有层面重建成像,在血管成像方面的金标准为 DSA。

三、数字减影血管造影技术的特点

DSA 与传统的血管造影相较,其优点是:图像密度分辨率高;DSA 对微量碘信息敏感性高,造影剂用量少、浓度低,而且图像质量也高;图像的摄制、储存、处理和传递都采用数字形式,便于图像的各种处理、光盘储存、图像远程传输与会诊便于携带;能作插管的向导,减少手术中的透视次数和检查时间;能作动态研究。

DSA 也有其缺陷:DSA 是一种有创的技术手段,中心静脉法偶尔会引发心律失常;DSA 视野不够大,血管较长的部位需要经过多次系列曝光才可以完成;一次照射得到的投影信息只限于一个角度,在临床诊断的过程中,寻找真正病灶的位置仅仅通过一个或几个方向的透射很难找到;有时因为反复定位,患者和医生接受的辐射量大大增加。

第五节　医用红外热成像仪

医用红外热像技术是医学技术和红外摄像技术、计算机多媒体技术相结合的产物,是利用人体自身为天然红外辐射源的特点,通过光学扫描系统采集人体体表的红外辐射能量,并经过一系列光电信号的转化处理,最终将人体体表的红外辐射信息以红外热图的形式记录下来的一种先进的非接触成像探测技术。以此为理论基础的医用红外热像仪是继 CT(计算机断层扫描)、MRI(核磁共振影像)的新型医疗设备。它在继承 CT、MRI 优点的同时,还具有安全无创、信息量大、灵敏度高、无有害辐射等众多优势,现已成为人体无损检测仪器中实用价值最高的检测设备之一,广泛应用于临床医学和很多科学研究之中,并且有较好的效果。图 4.5 为我科室目

前应用的重庆宝通华 DH-2010-A 型短焦距非制冷远红外热像仪。

一、红外热成像技术工作原理

红外热成像技术的工作原理是利用红外探测器接收红外辐射能，并且通过处理，让其转为易于测量的电信号，经过数字信号处理、模/数转换等过程，进而形成可直观查看和分析的可见光图像分布图，通过对物体的热信息分析从而探查物体内部情况的影像技术。20 世纪 60 年代，该项技术就在现代医学中得到应用，作为炎症、肿瘤等疾病的辅助诊断途径并在疗效评价中发挥作用。最近几年，红外热成像技术广泛应用于中医药学领域，为中医诊断、中医临床疗效评价及中医科研等方面提供了新的思路和新的手段。

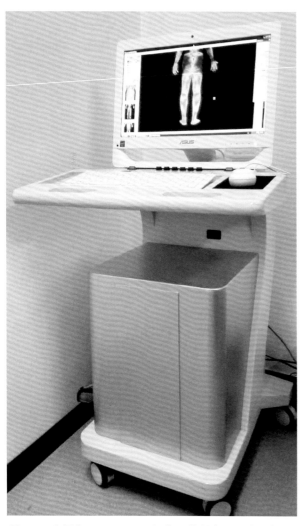

图 4.5　宝通华 DH-2010-A 短焦距非制冷远红外热像仪。

二、红外热成像技术在骨伤及关节疾病中的应用

红外热成像技术在骨伤科有着广大的应用空间，不但有助于骨关节疾病的临床诊断，而且可用于基础研究，如在对颈肩腰腿痛等疾病的诊断及辨证分型的指导，以及慢性腰肌劳损的诊断、分期及疗效评价等多方面具有较好的效果。

通过观察颈肩痛患者红外热像图的改变可以发现，急性颈肩痛患者疼痛部位的温度比周围组织的温度明显高；而慢性颈肩痛患者疼痛部位的热像表现则不尽相同，大多数呈低温改变，少数呈高温改变。

红外热像图可作为腰椎间盘突出症中的辅助诊断途径，红外热像图可以体现腰椎间盘突出症引起的体表温度变化，但实验数据表明，红外热像图尚不能对病变椎间盘进行准确的定位。

除此之外，红外热像图还能对膝关节骨性关节炎的温度及热像图变化进行较准确的呈现，对膝关节疾病有一定的诊断价值。

三、红外热成像技术特点

红外热成像技术在中医药领域的临床和科研应用方面已经取得了不小的成果。红外热成像技术不会伤害人体，不会污染环境，具有无辐射、非接触、安全实用和费用低廉等优点。它对人体体表各部位的温度进行较精确地呈现，呈现的热图颜色鲜明，人体寒热信息客观化、可视化、数据化等特点是该项技术能广泛应用的前提。由此可见，其在中医药领域研究中有更大的发展空间和良好的发展前景，该技术很可能对中医药量化和现代化研究有极大的帮助，甚至有可能成为应用于现代中医临床诊疗的"中医CT"。

第六节　肌电图

肌电图（electromyography，EMG），是应用电学仪器记录肌肉静止或收缩时的电活动，及应用电刺激检查神经、肌肉兴奋及传导功能的方法。通过此检查可以判断神经肌肉所处的功能状态，利用肌电图

检查可帮助区别病变系肌原性还是神经原性。图4.6为我院目前应用的进口 keypoint 肌电图机。

一、肌电图检查原理

电极片要插入肌肉，放大系统将会放大肌肉在静息和收缩两种状态下的生物电流，最后通过阴极射线示波器显示。通过测定运动单位电位的时限和波幅，在无刺激情况下自发电活动的有无，以及肌肉大力收缩的波型及波幅，可区别病变系肌原性还是神经原性，诊断脊髓前角急、慢性损害，如脊髓前灰质炎、运动神经元疾病、神经根及周围神经病变，如肌电图检查对于确定神经损伤的部位、范围、程度和预后有协助作用。另外，对神经炎、神经嵌压性病变、各种肌肉病、遗传代谢障碍神经病也有一定的诊断价值。此外，肌电图可以追踪疾病的治疗恢复过程及评价疗效。在计算机技术的基础上，可做肌电图的自动分析，如解析肌电图、巨肌电图以及单纤维肌电图等，提高诊断的阳性率。

二、肌电图检查的应用

肌电图目前广泛应用于现代医学各科，如内分泌科、免疫科、神经科、五官科、肿瘤科、肛肠科及骨科等，包括运动神经元疾病（如上、下运动神经元病变）、神经肌肉接头病、周围神经病变、肌病（如肌强

直、肌无力综合征）等。

三、肌电图检查的特点

优点为：①肌电图检查可以作为临床明确病变部位的辅助手段之一，可精确到某支神经或某块肌肉；②鉴别病变是属中枢神经还是周围神经，并可确定病变的范围；③其检查结果可作为临床定性诊断的线索；④判断病变严重程度，客观评价疗效和预后也是其特点之一。其不足为：至今肌电图多采用的针电极及电刺激技术，会给患者带来一定的痛苦及损伤；另外，检查时要求受检者充分合作，肌肉能完全放松或处于不同程度的用力状态，因而对于某些检查，检查前要停药。综上所述，肌电图检查对神经、肌肉病变的诊断具有一定的价值，但给患者带来一定的伤害，且易被其他因素干扰，因此除非必要，此项检查不可滥用。

第七节 肌骨超声

肌骨超声即使用高频超声诊断人体软组织和骨骼的病变，并在其引导下实施实时治疗。20世纪80年代，北美肌肉骨骼超声开始起步，1988年《北美放射学临床杂志》出版 *Ultrasonography of the Musculoskeletal System* 专辑。实时超声成像得以广泛使用，逐步成为更高效、互动的临床诊疗手段。随着超声技术的进步，高频探头在20世纪80年代末开始应用，其详细的浅部组织解剖成像可以有效地评估肌肉骨骼系统，加之设备的小型化和价格的降低，临床相关科室（包括康复科、风湿科、骨科）注意到超声在肌肉骨骼系统应用的潜力，更多的临床医师开始逐步应用其诊断和治疗肌肉骨骼的问题。例如，1996年亚特兰大奥运会开始用超声诊断急慢性运动损伤。肌骨超声也逐步成为超声医学的一个分支，相关的临床科室也逐步集成超声诊断肌腱、神经、肌肉、韧带及关节疾病的方法并用于指导治疗。图4.7为我院目前应用的 PHILIPS HD15 型彩色超声诊断仪。

一、肌骨超声工作原理

频率在2万赫兹以上的机械振动波，称为超声

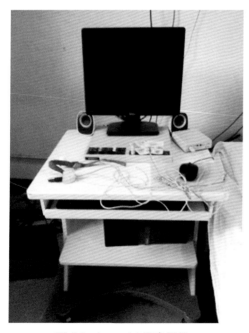

图4.6 keypoint 肌电图机。

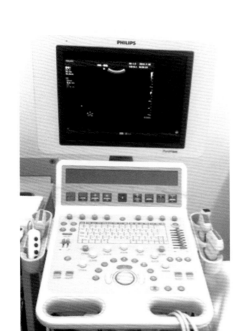

图4.7　PHILIPS HD15型彩色超声诊断仪。

波(ultrasonic wave)，简称超声(ultrasound)。能够传递超声波的物质，称为传声介质，它具有质量和弹性，包括各种气体、液体和固体；传声介质有均匀的、不均匀的；有各向同性的、各向异性的等。超声波在传声介质中的传播特点是具有明确指向性的束状传播，这种声波能够成束地发射并用于定向扫查人体组织。

医用高频超声波是由超声诊断仪上的压电换能器产生的，这种换能器又称为探头，能将电能转换为超声能，发射超声波，同时，它也能接受返回的超声波并把它转换成电信号。目前的医用超声诊断仪都是利用超声波照射人体，通过接收和处理载有人体组织或结构性质特征信息的回波，获得人体组织性质与结构的可见图像的方法和技术。

二、肌骨超声的应用

随着如今科技的进步，肌骨超声能清晰辨认出1mm以内的人体组织，在一定程度上比核磁共振(MRI)检查更具优势，MRI检查仅能呈现肌肉、肌腱、韧带、液体、骨组织等的特定时刻的影像。现代高效能的肌骨超声可以呈现上述相关组织解剖层次

清楚的动态影像，临床医生据此能通过超声明确诊断出肌腱韧带断裂、神经血管挤压、肌肉组织挫裂伤、炎性增生渗出和关节内积液肿胀等，并指导临床实行实时治疗。然而，肌骨超声检查尚存在欠缺之处，例如观察范围的局限性，穿透力不及射线、核磁强，对骨关节深层组织检查度有限，因此，一般强度的肌骨超声清晰度欠佳，对骨关节及软组织病变尚不能明确鉴别，尚有一定的发展空间。在临床中，肌骨超声检查对于脊柱关节组织常见病理改变有较好的特异性，可以显示出脊柱关节肌腱韧带、滑膜、软骨等的初期病变。具体而言，肌骨超声检查对脊柱关节病患者疼痛原因的鉴别有着很直接的的临床意义，能在止痛治疗方面使医生"有的放矢"，事半功倍；近些年有些研究显示，肌骨超声亦可以为诊断脊柱关节软组织退行性变提供直接客观的依据，已经成为一种有效的方法应用于临床。总之，现代肌骨超声作为一种方便快捷、无创性的检查方法应用于肌肉骨骼系统疾病的诊断、防治，已在临床应用中得到推广与普遍认同。

三、肌骨超声的特点

相对于其他影像学检查，肌骨超声有其独特的优势：对软组织高分辨率显像；实时显像；动态检查解剖结构；金属植入物影响较小；便携、价廉、无放射性等，特别适合于妇女儿童；可进行引导下治疗，没有明显的禁忌证。然而，肌骨超声检查尚存在欠缺之处，例如观察范围的局限性，穿透力不及射线、核磁强，对骨关节深层组织检查度有限，因此，一般强度的肌骨超声清晰度欠佳，对骨关节及软组织病变尚不能明确鉴别，尚有一定的发展空间。

第八节　软组织张力仪

中国中医科学院骨伤科研究所研制的MT-JZL-Ⅱ机械式软组织张力仪(图4.8)，单位是达因(g·cm/s²)。测量时，将要测试的部位放平，张力仪中轴的远端对准压痛点，按照水平仪指示的方向垂直放下张力仪，读取千分表的读数并记录。治疗后的测试只需将张力仪的底座和中轴远端消毒，然后按照治疗前的方法重复测试一次。统计治疗前后治疗

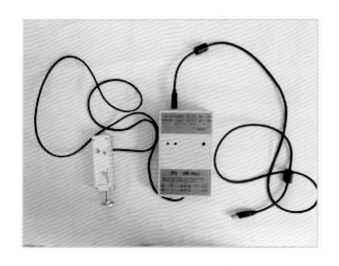

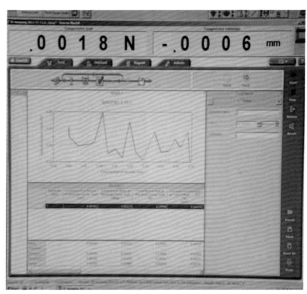

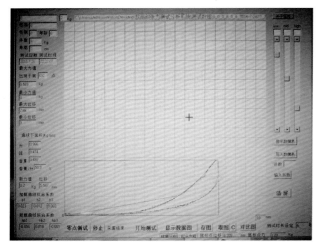

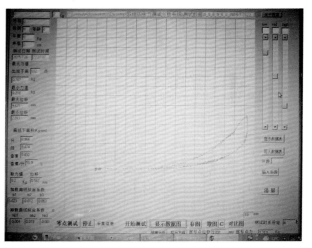

图 4.8　MT–JZL–II 型软组织张力仪。

点张力的变化。软组织张力仪原理：若软组织内部张力增大，则会与张力仪施于组织表面发生形变的力成对等关系，在此处所测值约等于软组织内部张力。

第九节　3D 足底扫描仪

足部是承载我们人体整个重量的部位，尤其在行进中，整个重量全部负重在足部上，足部骨骼持久地受力不均衡，导致足部骨骼变形，进而引发全身骨骼变形，导致各种骨关节疾病，如跟骨痛、膝关节痛、腰背疼痛及腰椎病变等症状。3D 足底扫描，通过对个体足部压力检查，分析足部问题所在，然后 3D 足底扫描仪将足部三维信息全部存入足部编辑系统中，分析个体足底，乃至膝关节、骨盆、腰骶关节、脊柱的应力分布。同样可以比较膝关节关节镜清理术前术后应力分布的变化。图 4.9 和图 4.10 为 BODY VIEW 3D 足底扫描仪及分析系统和分析报告。

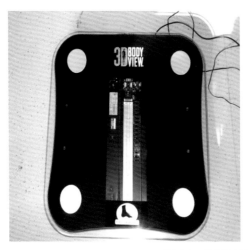

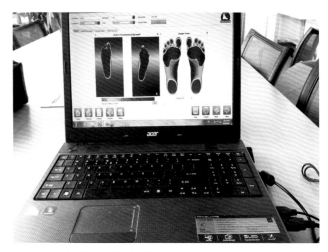

图 4.9　BODY VIEW 3D 足底扫描仪及分析系统。

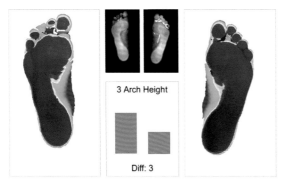

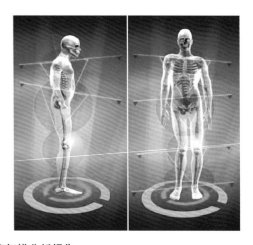

图 4.10　BODY VIEW 3D 足底扫描分析报告。

第五章　脊柱关节痛常用治疗设备

第一节　美式整脊床

美式整脊床(图 5.1)是美式整脊新方法的一项进步,通过专门的设备可以有效地协助医生进行手法治疗。美式整脊床是一种专业的、可操作性的设备,通过压力设置,可以在治疗过程中调整压力和床位的高低以适应患者的体位。一个好的整脊床及整脊工具能让患者更加舒适,并能提高整脊者的效率。一些整脊设备专门为某些特殊手法设计,但大部分的整脊床可满足一般矫正需要。

在应用整脊床时,应养成良好的使用习惯,医生应根据每个人身高的不同,选择合适的整脊床,并在整脊床头部板块使用干净的卫生纸使患者脸部隔离床面保持卫生。医生应根据患者的高矮、胖瘦、手法纠正方式及需要调整的部位选择合适高度的整脊床。对骨盆、腰椎和胸椎矫正时,整脊床的高度从低到高,最低跟地面一样,中间高度以到达医生膝关节的最高高度为准。对仰卧位颈椎进行矫正时,应该选择稍微高一点的整脊床,减少医生背部的压力。

现在整脊床的种类包括平坦式长椅、膝胸式床、升降床、高低床、手动和自动牵引床、液压升降床等。我们现在应用的是带有落板效应的液压升降床,该床属于关节相连式液压整脊床,有可活动的头部板块、胸部板块、骨盆板块及脚部移动板块,根据患者调整其俯卧位、仰卧位及两边的位置。当患者在仰卧位时,整脊床的头部板块应抬高,其他部分比头部高度低。当需要矫正颈椎或上胸椎时,头

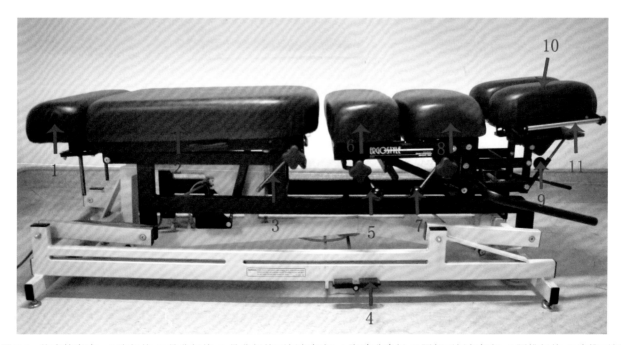

图 5.1　美式整脊床。1.脚板块;2.骨盆板块;3.骨盆板块可扳起杠杆;4.脚踏升降板;5.腰部可扳起杠杆;6.腰椎板块;7.胸椎可扳起杠杆;8.胸椎板块;9.头部可扳起杠杆;10.颈部板块;11.卷纸杆。

部板块应调低一些。当患者需要俯卧位时，为了达到舒适自然的体位，可使头部板块轻轻降低，脚、骨盆及胸椎板块轻轻升高。

落板效应应用及作用机制：

落板降落的机制：先将落板升起，当医生给患者足够大的矫正力时，落板随后做自由落体运动。落板可以升到固定的高度（大约在1/2英尺，约15cm）。虽然是固定的同样高度，但落板产生的反作用力是不同的，这样力的大小取决于三个方面：一是患者体形及体重的大小；二是需要矫正部位组织张拉度的程度；三是矫正者发力的大小。落板效应机制中力的大小不应针对患者而言，这种力应认为针对整脊床发力，而不是患者。尽管没有临床数据支持，落板机制已经被推荐作为增加矫正效率的一种技术。一种观点认为矫正的力和能量可能减弱，因为下落的板块降低了整脊床和患者的反作用力；另一种观点认为矫正时力是被加强，通过产生于落板关节部位的反作用力，因为在矫正时术者的力通过落板得以维持。

第二节　颈椎弧度牵引治疗仪

本治疗仪器参照国家中医药管理局中医临床推广技术项目《仰卧拔伸手法治疗颈椎病技术》设计而来，将牵引器着力点设计在额部及颈部，牵引的同时，颈托内的纤维加热布可对颈椎局部进行治疗，缓解疼痛麻木症状，同时可使用中药封包增加疗效。自动升降的颈托可托住颈部，使颈椎在保持生理弧度下进行牵引，具有伸缩功能的机械手可收紧额带，牵引时对额部起固定作用，避免悬吊式牵引对下颌的压迫。新型的弧度牵引采用了电脑数控技术，全程由电脑程序控制，安全、简单、可靠，针对年老、体弱的颈椎病患者具有较好的效果。图5.2为本院使用的 HKM-2100-2 型颈椎弧度牵引治疗仪。

第三节　毫针、针刀类

毫针是目前最常用的针灸器械，现代临床所用的毫针多由不锈钢制成，其结构分为针尖、针身、针根、针柄以及针尾。毫针的规格主要以针身的长短和粗细区分，有多种不同型号。毫针的针体较为细软，故操作时需要一定的指力和熟练的手法。临床上一般用右手持针操作，称为"刺手"，以拇指、示指、中指夹持针柄，拇指指腹与示指、中指之间相对，如持毛笔状，其作用是掌握针具，施行手法操作；左手主要是按压所刺部位以固定腧穴位置或辅助针身使

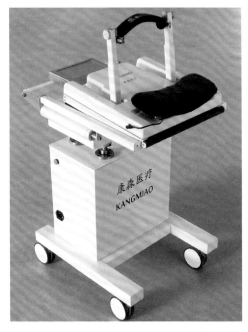

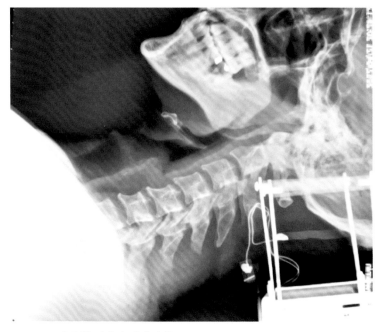

图5.2　HKM-2100-2型 颈椎弧度牵引治疗仪。

其有所依附，称为"押手"，即"右主推之，左持而御之"。毫针针刺的治疗作用主要在于"调气"，如《灵枢·刺节真邪》篇曰："用针之类，在于调气"，《针灸大成》曰："宁失其时，勿失其气。"故得气与否与针刺疗效密切相关，直接影响治疗效果。当针刺入腧穴后，为了使之得气，需要行针，运用提插、捻转基本手法，辅以循法、刮柄法、弹柄法、搓柄法、摇柄法、震颤法等手法以调节针感，同时施以补泻操作。针刺过程中，针刺的方向、角度和深浅度必须准确掌握，根据施术部位、病情需要、治疗目的、患者体质需要，以及形体胖瘦等具体情况而定。只有规范操作才能增强针感、提高疗效、预防异常情况发生。

针刀诞生于 20 世纪 70 年代中期，1986 年开始在全国推广，2003 年针刀疗法经国家鉴定定名为"针刀医学"，"针刀医学"从此诞生。针刀是中西医结合的产物，是一种将针灸针和手术刀融为一体的器具。朱汉章先生将针刀定义为："针刀是以针的方式刺入人体，在体内完成手术刀的功能的医疗器械。"针刀由刃、体和柄三部分组成，其种类较多，可根据临床需要选择不同的类型及规格。刃针相对细一点，

其实质上也属于针刀的范畴，其实，针刀是一种医疗器械，而医疗器械只是一种工具，一种疗法的核心应该是它的指导理论，是它独特的诊治方法，工具相似者很多，而是否属于针刀范畴关键是依据其指导理论。

针刀医学是在中医基本理论(针刀医学理论)的指导下，吸收现代医学及自然科学成果，加以创造而形成的一门医学新学科。针刀的临床作用主要有三个方面：①针灸针的刺激作用；②手术刀的作用；③针与刀的综合作用。临床中，可以单独分别发挥针和刀的作用，也可以联合发挥针刀的综合效应，起到"1+1>2"的效果。针刀一方面具有针灸针的作用，可以行气活血、舒筋通络，达到瘀血消除、气机畅通、通则不痛的目的；另一方面针刀还具有刀刃，可直达病处，通过剥离粘连、松解挛缩、刮除瘢痕、疏通阻滞等方法消除慢性软组织损伤的病理因素，消除局部应力，改善因局部张力增高造成的血液循环障碍，去除对神经的卡压，最终达到"疏通经络，骨正筋柔，去痛致松，以松治痛"的目的，恢复软组织的动态平衡，尤善于治疗慢性软组织损伤导致的疾病；同时，更需

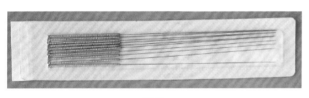

毫针

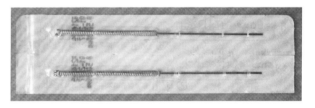

刃针

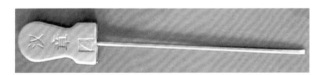

针刀

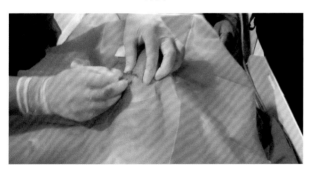

微针操作

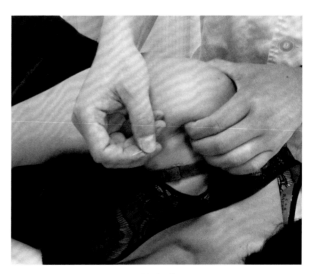

微针操作

图 5.3　毫针、微针、针刀及操作。

要注重针刀的综合效应，如在患者身上同时存在敏感穴位和病变组织，可以利用小针刀的针灸效应刺激穴位，同时利用手术刀的效应对病变组织施行治疗，综合发挥两种效应，获得最佳的治疗效果。总之，走中西医结合的道路是针刀医学的立足、发展之本。

第四节　射频治疗仪

射频工作原理是将发射电极插入病灶部位，用另一电极接收，当射频电流穿过组织时产生生物效应，从而达到治疗目的。根据射频电流产生的方式，射频可分为连续射频（continuous radiofrequency，CRF）和脉冲射频（pulsed radiofrequency，PRF）两种。

连续射频是由射频发生仪产生射频电流，在回转电路中，当电流接触到具有电阻的组织（如神经、脊髓、椎间盘等）时，组织内离子在高频电流作用下产生往返运动，运动的摩擦力产生热量。此过程是由组织本身产生了热量，而不是由电极加热组织。连续射频是医用射频技术中最常用的模式，其治疗疼痛的机制中比较确定的因素是热凝固、热毁损，主要基于射频的生物学热效应以及不同神经纤维对温度耐受的差异性，高热使组织蛋白的结构改变，使其变性、固缩，同时还可以"焊接"椎间盘的破裂口，从而减少对神经根的压迫，减轻了症状；当温度达到一定程度时，传导痛觉的神经纤维发生变性，而传导触觉的神经纤维功能保存，从而选择性阻断了传导痛觉的神经纤维，达到止痛目的。此外，椎间盘突出压迫局部会导致无菌性炎性反应，高温可以灭活炎性介质；温热效应可以增加硬膜外血液循环，有类似理疗的作用，有利于治疗无菌性炎症。

有的研究认为热效应并不是射频作用机制的唯一途径，射频电流本身也在发挥着重要作用，故低温射频同样具有治疗效果。基于此理论，Sluijter等于1997年首次将脉冲射频这一非神经毁损的射频技术应用于临床并取得良好疗效。脉冲射频作为一种全新的神经调节技术在世界范围内得到推广，其基本原理与连续射频大致相同，但脉冲射频是一种间断射频电流，在单位时间内交替产生爆发电流，每个爆发电流后有一个静止期，以使产生的热量消散，故电极尖端温度不会太高，不会导致局部组织的变性。

目前，脉冲射频的作用机制尚未完全明了，其作用机制与神经毁损关系不大，越来越多的资料显示可能是电磁场的作用使脉冲射频产生了治疗效果，电极所产生的电磁场抑制了神经系统疼痛信号的传导，从而缓解疼痛。此外，还可能是脉冲射频电场对神经元的突触活性、细胞因子的生物学效应产生了影响，脉冲射频的确切作用机制及生物学效应尚需进一步研究。

射频的作用范围在电极尖端呈椭圆形分布，作用的长度与电极裸端长度相关，因作用范围相对局限，故术中定位至关重要，目前DSA、CT等各种影像导航系统保障了定位的精确性。术中患者要保持清醒以配合手术，穿刺过程中一旦出现神经支配区的放射性皮肤感觉异常、麻木或疼痛，要立刻停止并在透视下调整穿刺方向。此外，射频仪具有阻抗监测系统，感觉神经、运动神经电生理测试系统，治疗时间及温度均可精确控制，既能够避免神经误伤，保证治疗的安全性，又能够准确定位，保证了临床疗效。

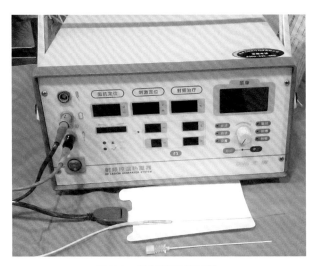

图 5.4　射频控温热凝器。

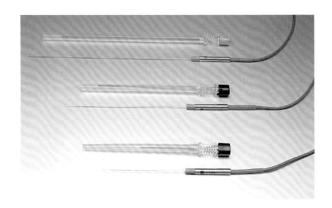

图 5.5　射频电极及穿刺针。

第五节 等离子体针刀系统（电外科能量平台）

一、功能原理

射频等离子手术系统(电外科能量平台)技术原理源于美国军方的高能军用等离子技术，原先主要用于有关核能与宇宙带电粒子研究，后经医学和电子工程师联合研制，现在应用于医学临床。在美国本土及欧洲等发达国家都已全面代替了针刀、激光及微波等传统治疗，医学界专家一致认为数字化射频等离子治疗技术，代表了当今的最高水平。在中国，射频等离子手术系统和针刀、银质针等微创技术联合应用，实现了西方微观和东方宏观两种方法完美的融合，是现代医学史上一个变革。

离子与分子、原子一样，也是构成物质的基本粒子。带正电的称为阳离子，带负电的称为阴离子。金属离子如 Na^+、K^+、Fe^{3+}，非金属离子如 Cl^-、Br^-、I^-。

如果等离子温度不断升高，气体将会发生怎样的变化呢？科学家告诉我们，这时构成分子的原子发生分裂，形成独立的原子，如氮分子会分裂成两个氮原子，我们称这种过程为气体中分子的离解。如果再进一步升高温度，原子中的电子就会从原子中剥离出来，成为带正电荷的原子核及带负电荷的电子，这个过程称为原子的电离。

射频等离子体技术，是中西医外科的完美结合，现代医学史上里程碑式变革，射频等离子体可以和现存的所有微创针，如针刀、银质针、钩针、齿钩针、刃针结合应用于临床。

二、作用机制

机械效应：射频等离子在介质中前进时所产生的效应，可引起机体若干反应，使细胞内部结构发生变化，导致细胞的功能变化，使坚硬的结缔组织延伸、松软。

弥散作用：射频等离子波可以提高生物膜的通透性，射频等离子波作用后，细胞膜对钾、钙离子的通透性发生较强的改变，从而增强生物膜弥散过程，促进骨质交换，加速代谢，从而达到对受损细胞组织进行清理、激活、修复的过程，促进微循环，有助于炎症消除。

温热效应及理化效应：对局灶性疾病的靶位精确治疗，进行肌骨组织重建、骨再生诱导、结构重建，治疗肌腱末端病，使靶组织中的细胞分解为碳水化合物和氧化物，使病变组织液化消融。

三、产品构成：主机、脚踏开关、操作器械组成

图 5.6 为我院采用的东玥 KYKY YT99D 型射频等离子体针刀系统。

四、适应证

头颈部：颈椎病、颈椎术后综合征等。

腰背部：腰椎间盘突出症、腰椎管狭窄症、腰椎骨性关节炎、腰三横突综合征、臀上皮神经嵌压综合征、腰椎棘上韧带损伤等。

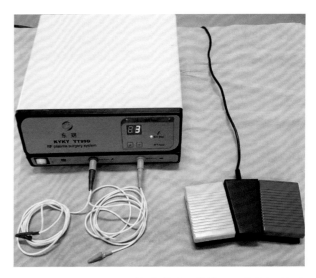

图 5.6 KYKY YT99D 型射频等离子体针刀系统主机、脚踏开关、电极线。

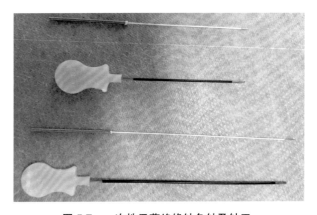

图 5.7 一次性无菌绝缘针灸针及针刀。

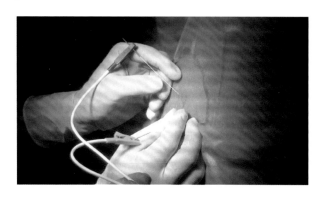

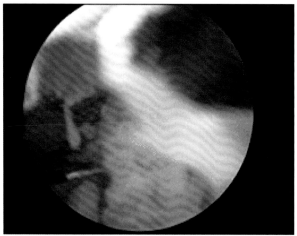

图 5.8　射频针灸 (关节镜下示)。

上肢:肩周炎、冈上肌肌腱炎、肱骨外上髁炎、屈指肌腱狭窄性腱鞘炎、桡骨茎突狭窄性腱鞘炎、滑囊炎等。

下肢:膝关节骨性关节炎、跟痛症等。

五、禁忌证

患有严重内科疾病者,如中风早期,严重心、肝、肾功能不全者;血液病,如血友病患者;严重糖尿病患者;施术部位有皮肤病或局部感染者;心脏内植入物者;怀孕患者;肿瘤、结核、骨髓炎患者等;精神疾病患者及不能配合治疗者。

第六节　膝关节镜

关节镜技术 20 世纪初起源于日本,20 世纪 70 年代后在美国等国家得到长足的发展。在过去的数十年中,关节镜对关节内疾病的诊断和治疗产生了革命性的影响。通过关节镜可以对关节内结构进行

全面观察,较切开手术更加细微,许多关节内的结构和病变可以得到直接观察和治疗。现在已经成为标准的诊断方法和治疗技术。

关节镜的基本构造是由光源系统和成像系统组成。关节镜是反映关节内情况的一组光电仪器,由关节镜镜头、电视摄像系统和冷光源等组成。关节镜镜头为长 20 余厘米、粗 4~5 毫米的细棒,用来插入关节腔,棒内含一组光导纤维和一组透镜,光导纤维将光线传入关节,透镜则将关节内的影像传出。在关节外,一根光缆将光导纤维与冷光源相连接,这样冷光源可以照亮关节;一个摄像头将透镜与主机和显示器相连接,从而把关节内的影像反映到显示器上。在关节镜监控下进行的治疗操作即关节镜手术。从而避免了许多关节切开手术。

膝关节手术优势:关节镜由于可看到关节内几乎所有的部位,因此比切开关节看得更全面;由于图像经过放大,比切开关节看得更准确;由于切口很小,创伤小,瘢痕少,康复快,并发症少,有些情况下麻醉过后,即可下地活动,对患者增强战胜疾病的信心大有好处。对关节疑难病症的确诊,对困扰患者多年的伤痛,往往能取得立竿见影的效果。概括地讲,是一边检查,一边手术,检查、治疗同时进行。

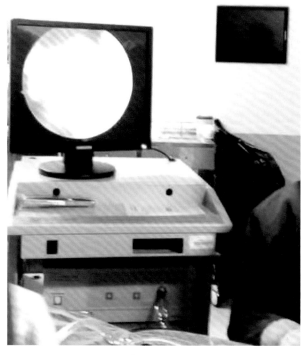

图 5.9　膝关节镜操作系统。

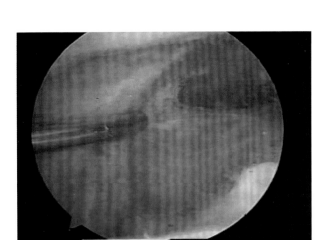

图 5.10　膝关节镜下所见。

一、适应证

1.用于诊断以下疾病。

(1)非感染性关节炎的鉴别。可以观察到关节滑膜的充血和水肿,软骨损伤的程度以及关节内有无晶体物等病理改变,可协助区别类风湿性关节炎,骨关节病及晶体性关节炎。

(2)了解膝关节半月板损伤的部位,程度和形态。

(3)膝关节交叉韧带及腘肌腱止点损伤情况。

(4)了解关节内软骨损害情况,有无关节内游离体等,以确诊骨关节病,尤其髌骨软化症。

(5)分析慢性滑膜炎的病因,例如色素沉着绒毛结节性滑膜炎。

(6)膝关节滑膜皱裂综合征及脂肪垫病变的诊断。

(7)关节滑膜活检。

2.用于研究关节内病变的变化。

可多次进行关节镜检查,通过拍照、录像或滑膜活检,可取得其他方案诊断难以得到的资料。

3.用于治疗解决以下问题。

膝关节的一些病变,在明确诊断后,可在镜视下用特殊器械进行手术,而取得满意效果。例如,关节灌洗清创术、膝关节撕裂、半月板部分或全部切除术、半月板边缘撕裂缝合术、前交叉韧带修复术、滑膜皱裂切除术、关节内粘连松解术、胫骨平台或髁间嵴骨折修整术等。

二、禁忌证

1.关节局部皮肤感染。

关节局部皮肤感染可通过关节镜带入关节,为施行关节镜手术的绝对禁忌证。

2.关节间隙严重狭窄。

有关节间隙严重狭窄的患者,关节镜难以进入,镜下手术比较困难。对晚期病变关节镜手术的效果也需要考虑。

3.出血性疾患。

有严重出血性疾病或出血倾向的患者,要保证在出血倾向得到控制下才能手术。

4.侵犯骨骼的病变。

一些慢性关节炎的晚期,如色素绒毛结节滑膜炎和类风湿性关节炎,病变已经侵犯软骨下骨,关节镜手术不能清除侵入骨质内的病变。

第七节　椎间盘镜系统

椎间盘镜系统是传统脊柱手术微创化与内镜化的结合。1997 年,Smith MM 与 Foley KT 首次介绍了椎间盘镜技术[1],并在 1998 年展示了前 100 例患者的手术疗效。1999 年,美国 Sofamor Danek 公司推出了第二代椎间盘镜系统(METRx 系统)。METRx 系统将镜下视野放大,由第一代的 15 倍提高至 64 倍,被誉为微创与腔镜脊柱外科领域的一个重要突破[2]。椎间盘镜系统包括显示器、镜头、冷光源、摄像系统、固定臂、分级套管、手术通道等(图 5.11)。

椎间盘镜系统经旁正中小切口椎板间隙入路,可行开窗减压、髓核摘除、神经根探查、神经根管松解术。临床广泛用于腰椎间盘突出及脱出症、腰椎管狭窄症、腰椎滑脱等疾病的手术治疗。

参考文献

[1] Foley KT, Smith MM. Microendoscopic dis-cectomy [J].Tech Neurosurg,1997,3:301-307.

[2] Schick U, Döhnert J. Technique of microen-doscopy in medical lumbar disc herniation [J]. Minim Invasive Neurosurg,2002,45(3):139-141.

[3] Wu XT, Zhuang SY, Mao ZB, et al. Micro-endoscopic Discectomy for Lumbar Disc Herniation Surgical Technique and Outcome in 873 Consecutive Cases[J]. SPINE, 2006,31(23):2689-2694.

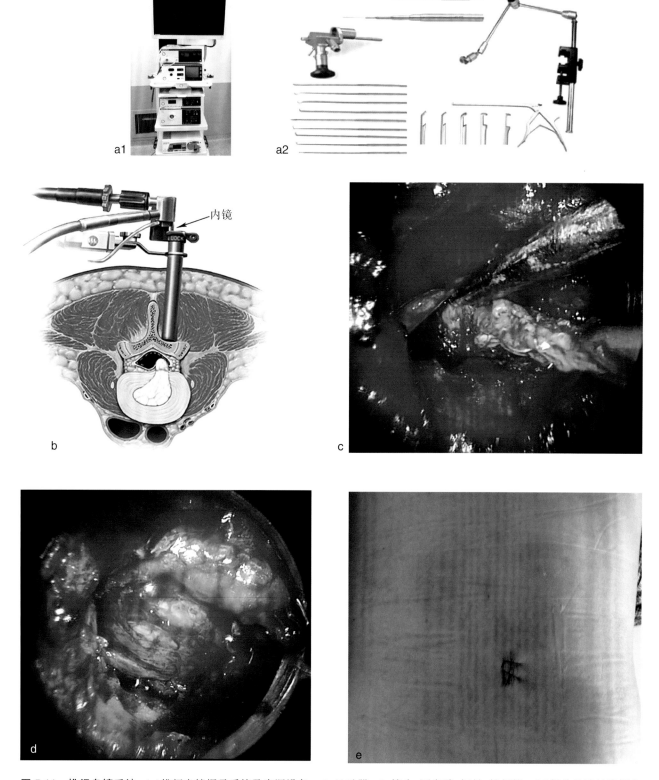

图 5.11 椎间盘镜系统。(a)椎间盘镜摄录系统及光源设备。a1,显示器;a2,镜头、固定臂、探针、椎板钳。(b)部分连接的椎间盘镜系统示意图[3]。(c)MED 下髓核摘除。(d)MED 下硬膜囊。(e)皮肤切口(小于 2cm)。

第八节　椎间孔镜系统

椎间孔镜系统是脊柱内镜系统的又一次飞跃，脊柱内镜由此进入"全内镜"时代。1999年美国Anthony Yeung首次提出YESS（Yeung endoscopy spine system）椎间孔镜技术系统[1]，其将工作通道和椎间孔镜经椎间孔置入椎间隙内行髓核摘除术。

2002年德国医生Thomas Hoogland教授在YESS基础上提出THESSYS（Thomas Hoogland endoscopy spine system）椎间孔镜技术系统[2]，其将工作套管和椎间孔镜经椎间孔置入椎管内摘除压迫硬膜囊和神经根的病变组织。椎间孔镜系统设备主要包括：显示器、椎间孔镜、镜下髓核钳、逐级扩孔钻、逐级保护套管等。

椎间孔镜系统适用于椎间盘膨出、除游离型腰椎间盘突出症以外的其他类型腰椎间盘突出症、椎

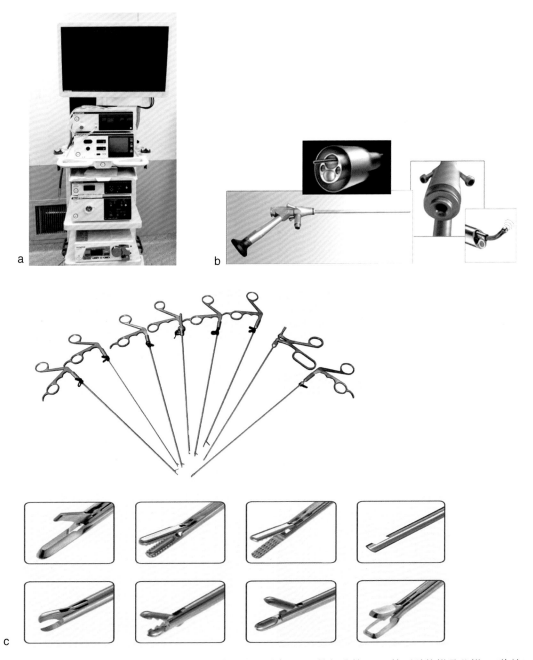

图5.12　椎间孔镜系统。(a)椎间盘镜摄录系统及光源设备。(b)椎间孔镜。(c)镜下髓核钳及蓝钳。(待续)

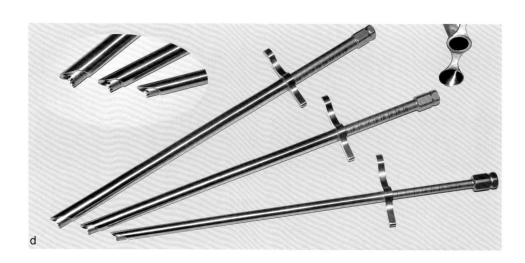

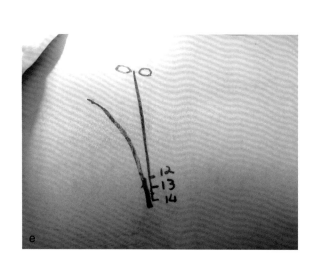

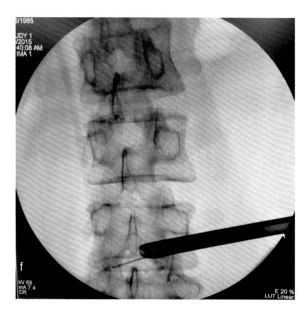

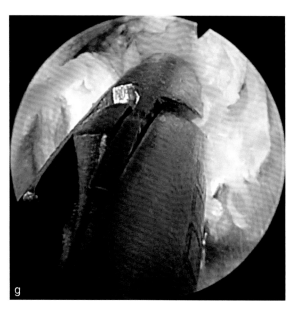

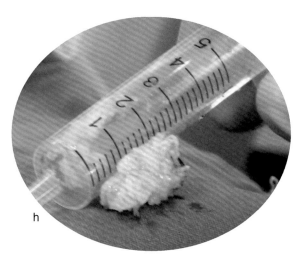

图5.12(续) 椎间孔镜系统。(d)逐级扩孔钻及保护套管(Spinendos)。(e)术前定位与穿刺方向。(f)术中穿刺与安置工作通道。(g)术中摘除髓核组织。(h)摘除的髓核组织。(待续)

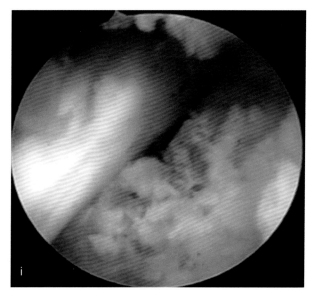 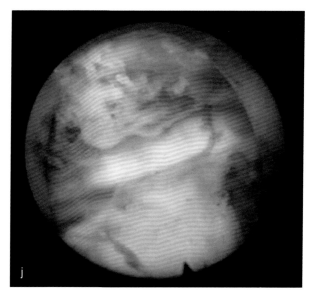

图 5.12(续) 椎间孔镜系统。(i)椎间孔镜下神经根。(j)椎间孔镜下硬膜囊。

间孔狭窄症、盘源性腰痛等疾患。

参考文献

[1] Yeung AT. Minimally invasive disc surgery with the Yeung endoscopic spine system（YESS）[J]. Surg Technol Int, 1999,8,267-277.

[2] Hoogland T. Transforaminal endoscopic disc-ectomy with foraminoplasty for lumbar disc herniation [J].Surg Technol Orthop and Traumatol,2003,40, 55-120.

第九节　臭氧治疗仪

臭氧是 3 个氧原子组成的具有环状结构的分子。医用臭氧发生器是将医用纯氧通过高电压来生成臭氧。结果，得到的气体是一种臭氧浓度不大于5%和氧气浓度不小于95%的混合气体。可以治疗肩周炎、网球肘、梨状肌综合征、跟痛症、腰椎横突综合症、骶嵴肌下吸附点劳损、棘上棘间韧带劳损、肩背肌筋膜炎及劳损等。

治疗方式是进行痛点浸染注射、关节腔注射，采用专用的穿刺针及注射器将臭氧注射到突出的椎间盘髓核部位，以及椎间盘外注射。治疗操作简易、疗效显著、安全性高。

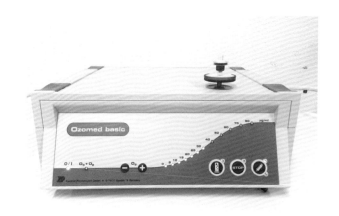

图 5.13　德国卡特臭氧治疗仪。

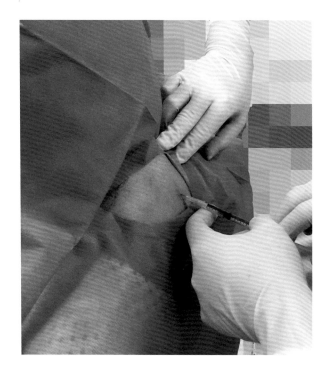
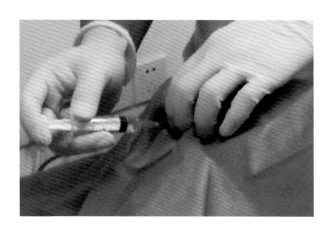

图 5.14　颈椎软组织损伤,肩关节肱二头肌腱损伤治疗情况。

第二部分　各　论

疾病篇

一、病名解析

神经根型颈椎病是由于颈椎间盘退行性变,导致神经根受压而引起(图6.1)。中老年多发,但由于人们生活习惯的改变和诊断技术的提高等原因,该病的发病年龄在近年有不断下降的趋势,已不单纯是中老年病了。在临床上,神经根型颈椎病是各种分型最多见的,约占颈椎病的60%。多为单侧发病,也可双侧同时发病。呈慢性经过,反复发作,严重影响人们的生活质量并制约社会生产力,该病属中医痹证和痿证范畴。

二、临床表现

1.常见症状是颈部神经根性痛。枕肩部、颈肩部或肩胛胸壁针刺样或电麻样疼痛,可向枕部或上肢放射,常波及手指。

2.疼痛为酸痛、钝痛或灼痛,伴有针刺样、刀割样或电击样痛。

3.上肢沉重无力,有麻木或有虫爬等异样感觉,握力减退,持物易坠落。

4.颈部活动受限,可出现颈部肌肉痉挛、头部歪斜,日久可见肌肉萎缩。

5.臂丛牵拉试验阳性、椎间孔挤压试验阳性。

6.X线片显示颈椎退行性病变,生理曲度改变,颈椎侧弯,椎体排序紊乱,项韧带、黄韧带钙化,椎间孔狭窄等;CT可见颈椎骨质增生,椎间孔狭窄等;MR清楚可见突出组织压迫致椎间孔狭窄。

三、诊断标准

1.具有较典型的神经根性症状,如麻木、疼痛,且范围与颈神经所支配的区域相一致。

2.压颈试验或上肢牵拉试验阳性。

3.X线片显示颈椎曲度改变、不稳或骨赘形成。

4.痛点封闭无显效(诊断明确者可不做此试验)。

5.临床表现与X线片上的异常所见在节段上相一致。

6.除外颈椎骨实质性病变(如结核、肿瘤)、胸廓上口综合征、肩周炎、网球肘、肱二头肌腱鞘炎等以上肢疼痛为主的疾患。

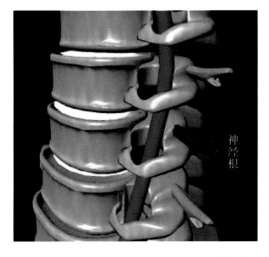
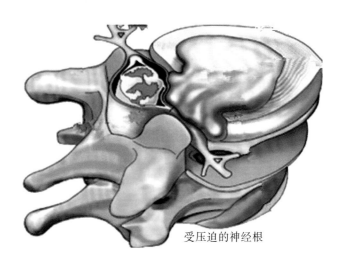

图 6.1　神经根型颈椎病病变示意图。

四、鉴别诊断

1.落枕：偶然的落枕，以往无颈肩部症状，则多与卧枕不适有关，若经常落枕，则提示颈椎病变，应及早诊疗。

2.内听动脉栓塞：突发耳鸣耳聋，眩晕，症状严重且持续不减。

3.梅尼埃综合征：旋转性眩晕，闭目常可缓解，常伴头痛、呕吐、恶心、耳闷胀感、眼球震颤等，多因劳累、睡眠不足、情绪波动、灯光及强声刺激而发作。

4.心绞痛：有冠心病病史，发作时心前区剧烈疼痛，伴胸闷、气短、出虚汗、心电图异常表现，含服硝酸甘油片症状缓解。

五、常用治疗方法

1.非手术治疗

(1)药物治疗：中草药治疗以川芎、白芷、天麻、桃仁和红花等为主；消瘀止痛膏、正红花油、万花油是治疗颈椎病的常用外用药。

(2)手法治疗：常用揉法、滚法、拿法等手法使颈肩放松，用点穴和拨筋法松解粘连，用摇法和扳法等运动关节手法滑利关节。

(3)牵引：牵引可以缓解肌肉痉挛，同时可以扩大椎间隙，减轻对神经根的压迫。

(4)针灸：主要沿着颈夹脊针刺，以及选用肩部和上臂部穴位。

(5)理疗：红外线、石蜡、低、中、高频电疗法等物理疗法，可以改善局部血液循环，减轻疼痛。

(6)拔罐：可以缓解颈肩部的肌肉痉挛。

(7)针刀：能剥离颈部粘连，缓解临床症状。

2.手术治疗

诊断明确的颈椎病反复发作，非手术治疗无效者可选用微创或开放式手术治疗。

3.典型病例红外热成像图分析

正中线是正常人体热成像图的标志，两侧相对应测温点的颜色基本相同；项背部温度均匀，可见浅颜色的生理热区；上肢肘窝均可见生理热区，左右两侧对应点色码相同，双手色码相同。

神经根型颈椎病热成像图上显示受累的节段不同，上肢及手部温度表现不同，患肢生理热区温度降低，患肢温度低于健肢。C4 神经根受累热节变化区域在肩部，C5 神经根受累热节变化区域在肱三头肌处，C6 神经根受累热节变化区域在大鱼际、拇指及食指，C7 神经根受累热节变化区域在前臂尺侧缘和手掌，C8 神经根受累热节变化区域在肩下部、上肢的伸侧和手的背侧。

六、病例

病例 1

患者朱某某，主诉颈肩部疼痛伴左上肢桡尺侧疼麻 4 个月余。查体：颈椎僵直；颈椎肌肉紧张，颈 3/4 棘间至颈 6/7 棘间左侧旁开 1.5cm 处压痛，并向左上肢放射至手部，左侧冈上肌、冈下肌、斜方肌中点、胸锁乳突肌压痛，左上肢皮肤感觉减弱；左臂丛神经牵拉试验阳性，左椎间孔挤压试验阳性，左手握力 V⁻ 级；颈椎活动度：前屈 20°、后伸 20°、左屈 20°、右屈 20°、左旋 30°、右旋 30°；左肱二和左肱三头肌反射减弱，双侧霍夫曼征未引出。VAS 评分 7 分。颈椎 X 线片：颈椎生理曲度变直，椎体后缘连线不整，C5-6 椎体边缘唇样凸出，C4-7 椎间隙狭窄，双侧 C6/7 椎间孔变窄(图 6.2)。

颈椎 MR：颈椎骨质增生，颈椎间盘退变，C2/3-C7/T1 及 T2/3 椎间盘稍后突出，继发相应水平椎管狭窄(图 6.3)。

红外热成像图显示：患肢前臂尺侧缘和手掌温度低于健肢，患肢生理热区温度降低(图 6.4)。

予微针针刺拔罐、颈椎旋提手法治疗一个疗程后诉颈肩部及左上肢桡尺侧疼麻缓解，查体见：颈椎肌肉有所舒缓，颈部压痛及左上肢放射痛减轻，左上肢皮肤感觉可；左臂丛神经牵拉试验阴性，左椎间孔挤压试验阳性，左手握力 V 级；颈椎活动度可；左肱二和左肱三头肌反射可。VAS 评分 5 分。复查红外热成像图显示患肢前臂尺侧缘和手掌温度略低于健肢，患肢生理热区温度较前提升(图 6.5)。

继续予微针针刺拔罐、颈椎旋提手法治疗一个疗程后诉偶见颈肩部及左上肢桡尺侧疼麻，并较前明显好转，查体见：颈部肌肉柔韧有弹性，颈部压痛及左上肢放射痛不明显，双上肢皮肤感觉无明显差异；左臂丛神经牵拉试验阴性，左椎间孔挤压试验阴性，左手握力 V 级；颈椎活动度可；左肱二和左肱三头肌反射可。VAS 评分 2 分。患者基本工作、生活正常，精神状态较前明显好转，第二次复查红外热成像

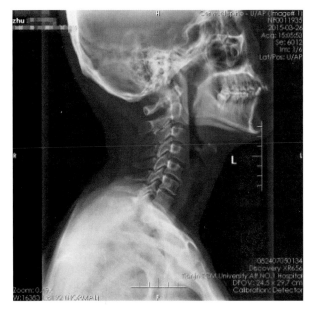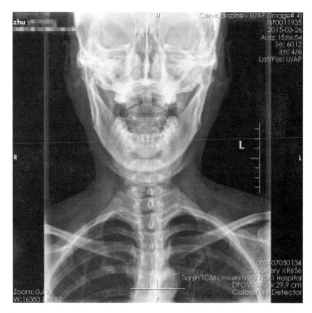

图 6.2　病例 1,颈椎 X 线片。

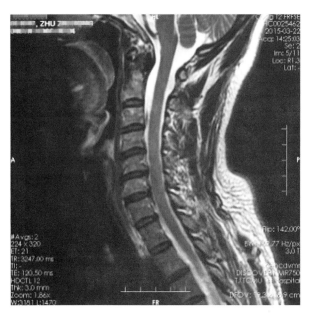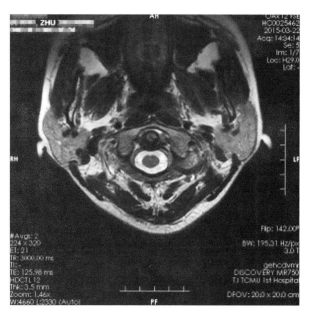

图 6.3　病例 1,颈椎 MR。

图示患肢前臂尺侧缘和手掌温度与健肢相当,患肢生理热区温度恢复正常(图 6.6)。

　　红外热成像图能客观地显示出病变部位及范围,对于神经根型颈椎病定位诊断有重要作用,尤其对多节段的颈椎间盘突出压迫硬膜囊或神经根的患者,通过红外热成像图可了解患者准确的发病部位,从而可以更好地对症治疗,为选择治疗的技术、手段和方法提供了可靠的依据。

　　病例 2

　　患者刘某,男,主诉颈肩部疼痛不适 1 个月余。

右侧颈枕部疼痛明显,劳累后加重明显。查体:双侧动态霍夫曼征未引出,双侧斜方肌中份压痛,双侧胸锁乳突肌压痛,右侧椎旁肌压痛,右侧颈枕部压痛。右侧颈枕部 VAS 评分 8 分。

　　诊断:①颈椎病;②右枕大神经卡压征。

　　通过颈椎影像资料及红外热成像图 (图 6.7 和图 6.8)分析得出:患者因劳累、姿势性原因引起颈项部不适,活动受限。颈椎骨质未见到明显异常,这时往往考虑因颈椎曲度的变化,引起软组织的紧张、劳损等。红外热成像图可以明确表达出软组织的能量

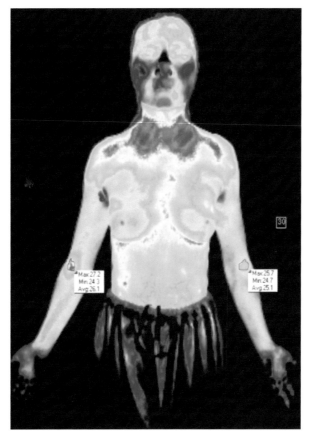
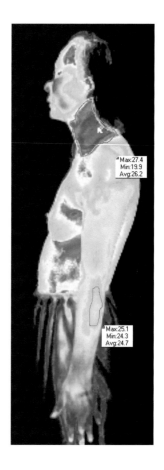

图 6.4 病例 1,红外热成像图。

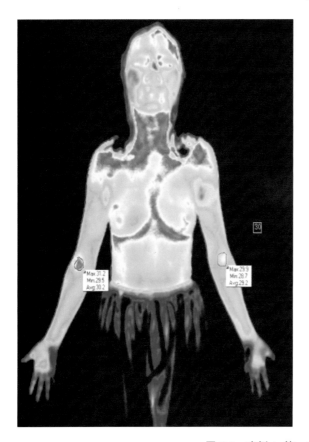
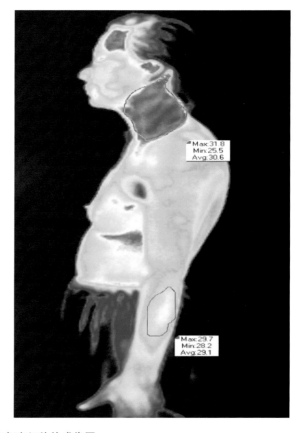

图 6.5 病例 1,第一次复查红外热成像图。

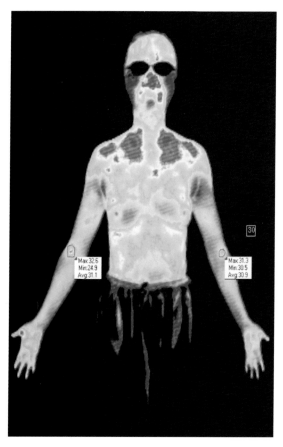

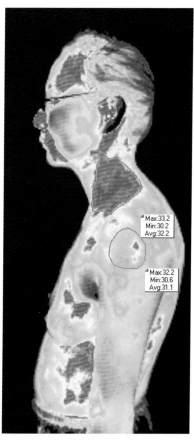

图 6.6 病例 1,第二次复查红外热成像图。

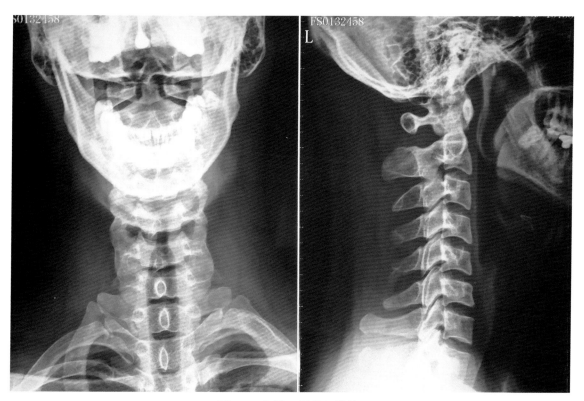

图 6.7 病例 2,颈椎 X 线片。

颈椎针灸:刃针针刺右侧颈枕部。

颈椎手法:美式整脊颈椎手法。

经过三次治疗,患者症状缓解70%,右侧颈枕部VAS评分3分。

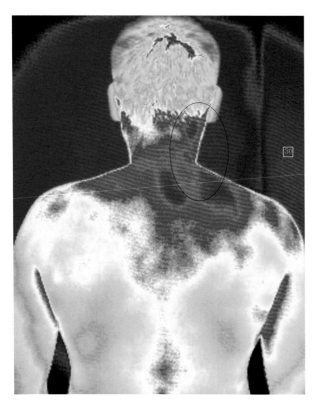

图6.8 病例2,治疗前红外热成像图。

变化趋势,与患者查体所得压痛点等靶点区域基本一致。同时红外热成像图指导进行治疗,并可以根据红外热成像图对比治疗前后的形态变化(图6.9)与患者主诉的一致性,得出比较中肯的疗效变化。

治疗:

颈椎:湿敷+直流电药物透入疗法。

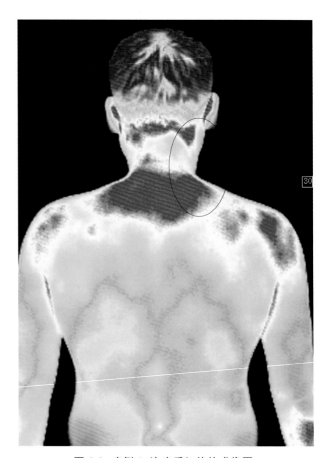

图6.9 病例2,治疗后红外热成像图。

患者马某,男,35 岁。2015 年 9 月 23 日就诊。

颈项部不适加重半年，以右侧为重。自觉头部偏左侧发凉，易出汗，较对侧明显。右侧头部较对侧轻，异常感觉亦较对侧轻。

于 2015 年 9 月 30 日行颅脑及颈椎 MRI 检查（图 7.1），提示：颅脑 MRI 脑质未见确切异常。颈椎：①C2/3–C6/7 椎间盘后突出；②C4/5–C6/7 水平脊髓信号欠均，建议结合临床随访；③颈椎病，C2/3–T3/4 椎间盘变性。

查体：双侧胸锁乳突肌轻压痛，右侧斜方肌压痛，右侧枕大神经轻压痛，双侧动态霍夫曼征阴性，双上肢肱二头肌腱反射，肱三头肌腱反射，桡骨膜反射正常引出。屈颈旋转试验阴性。右侧肩胛骨内缘轻压痛。

初步印象：①交感神经型颈椎病；②头部发汗不对称待查。

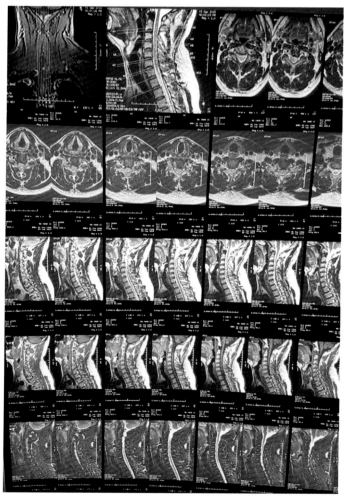

图 7.1　诊断情况。

患者红外热成像显示:患者左侧额部、颞部、枕部温差较右侧低。患者红外热成像图明显可以看出双侧温度分布不均匀,头部左侧以冷色为主,右侧以暖色为主(图7.2)。

结合患者主诉,左侧头部易出汗,较对侧发凉。颈项部不适感明显,且影像资料无明显异常,暂考虑以颈椎病为主。由于颈椎节段的不稳, 及退变对颈椎周围的交感神经末梢造成刺激,产生交感神经功能紊乱。可表现为交感神经兴奋症状, 少数为交感神经抑制症状。

治疗:

1.神经妥乐平 2 片/次,2 次/日。

2.针灸+快针(双风池、百会、四神聪、头维、角孙)。

舌脉:舌淡苔白腻,脉弦略数。

中药处方:

葛根 30g,当归 10g,川芎 10g,白芍 10g,生地 10g,泽泻 10g,沙参 10g,生黄芪 25g,桂枝 6g,三七粉 1g(冲),生甘草 6g。

一周后复诊,患者颈项部及头部症状较前缓解。红外热成像图予以明显佐证。

近期于临床工作中, 不少患者具有相同或类似的症状,仅仅依靠患者的表达,难以准确捕捉到医者所需要的信息。患者自觉身体某部位症状感觉与对侧不对等,或出汗,或发冷,或发热这些描述,现有的一些检查技术难以准确显示。医用红外热成像技术为一些模糊的描述或患者的主观表达提供了客观的依据,对治疗方案的设计具有指导性意义。

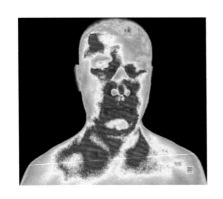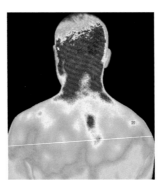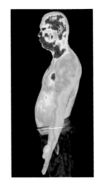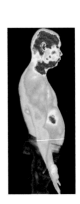

图 7.2 　患者红外热成像图。

霍某,男,52岁,主因颈项部疼痛3年,加重伴右上肢疼痛麻木两个月入院。患者自诉3年前劳累后出现颈项部疼痛,偶有右手指麻木感,未系统诊治,症状间断发作,时轻时重。两个月前无明显诱因症状加重,伴有右上肢疼痛麻木,右上肢下垂时症状持续,上举时症状可略缓解,经手法治疗未见明显好转,症状进行性加重,颈椎MR提示颈椎病(颈5/6椎间盘突出),外院建议其开放手术治疗,患者拒绝。入院查体:颈椎僵直;颈肌紧张,寰枕区压痛,颈3/4至颈6/7棘间两侧旁开1.5cm处压痛,两侧肌中点压痛,右上肢、右手皮肤感觉减弱;右臂丛神经牵拉试验阳性,右椎间孔挤压试验阳性;右手握力Ⅳ~Ⅴ级、右肱二和右肱三头肌肌力Ⅳ~Ⅴ级;颈椎活动度:前屈20°,后伸10°,左屈20°,右屈20°,左旋30°,右旋30°;双上肢腱反射对称引出,左霍夫曼征阳性,右霍夫曼征阴性;余阴性。VAS评分7.6分。入院后完善影像学检查及红外热成像检查(图8.1至图8.4),结合患者症状、体征,诊断为颈椎病(神经根型)。

影像学资料

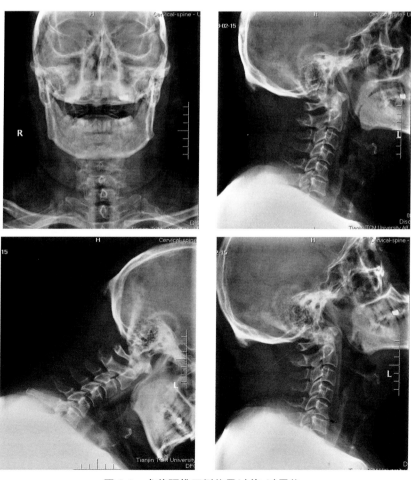

图8.1 术前颈椎正侧位及过伸、过屈位。

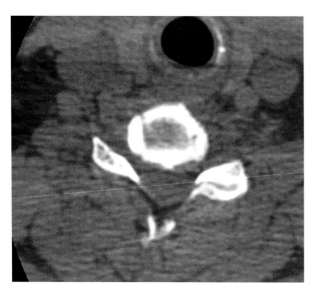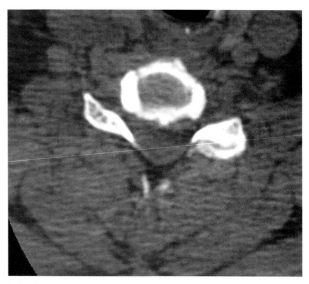

图 8.2　术前 C5/6 间盘 CT 薄层扫描。

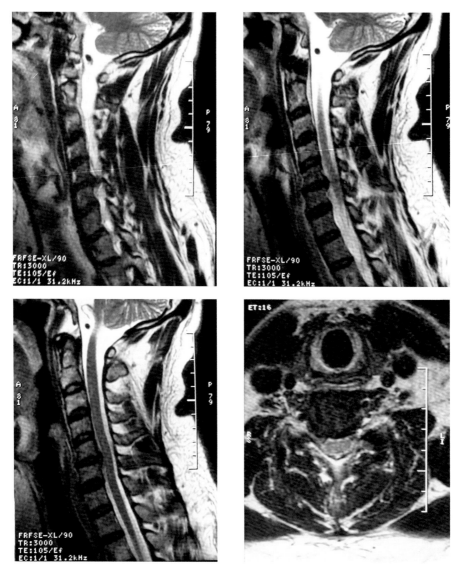

图 8.3　术前颈椎 MR 矢状位及轴位像(T2-WI)。

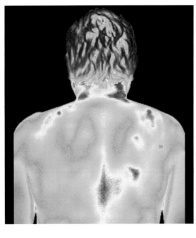
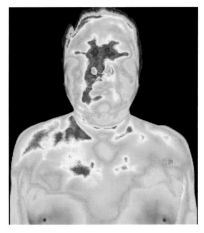
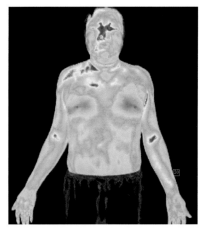
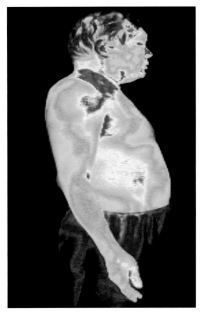
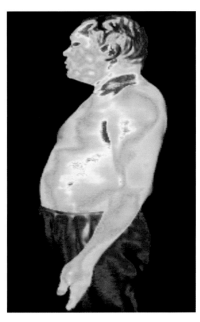
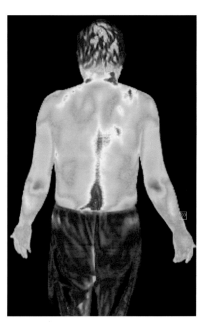

图 8.4 术前红外热成像表现。

干预手段

完善检查后,结合患者症状、体征及辅助检查资料,C5/6 椎间隙变窄,C5/6 椎间盘右后突出明显,相应水平硬膜囊受压、右侧椎间孔明显狭窄,右颈项部及锁骨上区域较左侧明显高温差,诊断明确,无明显手术禁忌,建议患者行低温等离子射频消融术,降低间盘内压,以减轻突出组织对硬膜囊及神经根的滞压,患者接受治疗(图 8.5)。

术中操作

术中患者即诉右上肢麻木较术前明显减轻,术后予颈托外固定,避免久坐。并予营养神经药物、中药汤剂(复元活血汤加减)综合调理。术后 1 周,患者颈项部疼痛、右上肢疼痛麻木较术前明显减轻,

VAS 评分 3.9 分。

术后 1 个月复查,患者症状进一步改善,颈项部活动较前明显改善,右上肢活动自如,VAS 评分 3分。再次行红外热成像检查提示左右两侧颈项、锁骨区温差较术前改善(图 8.6)。

分析

临床中神经根型颈椎病的治疗仍以针灸、手法、理疗、牵引等综合保守治疗方法为先,经系统保守治疗 3~6 个月,患者症状无明显缓解,或者出现进一步加重,或同时伴有肌力减退、皮肤感觉减弱等症状的出现,应采用手术治疗。传统开放手术虽能彻底摘除突出组织,消除神经根的压迫,但内固定术后相邻节段退变加速。近年来微创技术的发展,如椎间

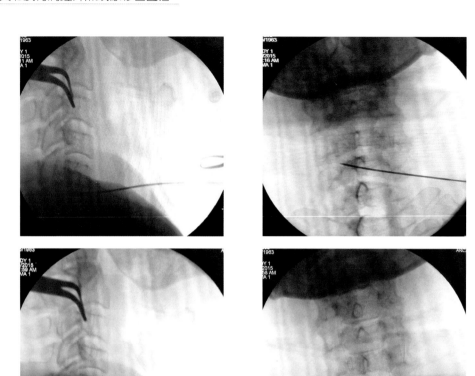

图 8.5　术中穿刺与低温等离子电极射频置入过程。

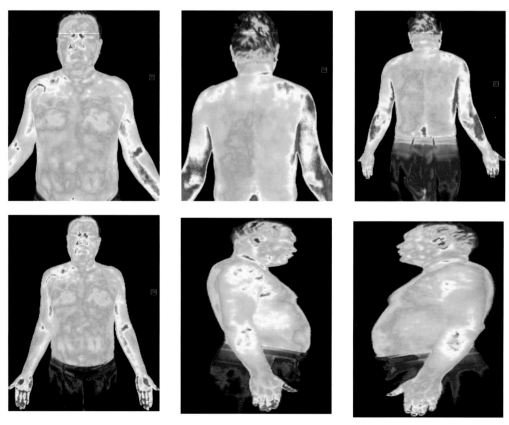

图 8.6　术后 1 个月复查红外热成像图。

盘镜技术、椎间孔镜技术、介入治疗技术等，为解决这一难题提供了阶梯性的选择。

本病例中患者疼痛难忍，症状持续，严重影响其生活和工作，右上肢肌力、皮肤感觉均出现异常，经间断保守治疗，症状无明显缓解，手术指征相对明确。患者为中年人，为避免过早出现因内固定术后相邻节段加速退变引发的一系列临床问题，低温等离子射频消融术成为阶段性治疗的选择。

射频消融术具有安全、疗效确切、不影响脊柱稳定性、并发症少、术后恢复迅速，住院天数少等特点。其原理在于通过低温（40℃~70℃）等离子能，消融、固缩髓核，降低间盘压力，减轻对神经根及脊髓的压迫。术中操作以右后突出物为靶点，从颈部左侧进行穿刺消融。患者术后即可佩戴颈托下地活动，配合活血化瘀类中药、营养神经类药物综合治疗，促进患者恢复。手术前后红外热成像图对比，术后患者两侧颈项部、锁骨区温差明显减小，与患者症状改善相符。

一、病名解析

颈肩肌筋膜炎,亦称颈肩肌筋膜疼痛综合征,是指颈肩背部筋膜、肌肉、肌腱和韧带等软组织的无菌性炎症,可引起颈胸背部疼痛、僵硬、运动受限等症状。因劳损或风寒湿邪侵犯,导致胸背筋膜、肌肉损伤、粘连或变性,刺激神经引起疼痛。中医认为筋膜炎从病理而言,属于慢性伤筋范围,以运行局部经络阻滞、气血运行不畅为主,《灵枢·本脏》曰:"血和则经脉流行,营复阴阳,筋骨劲强,关节清利矣。"《素问·五脏生成篇》云:"足受血而能步,掌受血而能握,指受血而能摄。"中医有云:"人之疾病,由内以外,其流行于经络脏腑者,服药乃能驱之。若其病既有定所,在皮肤筋骨之间,可按而得者。"

二、临床诊断

1.胸背痛和牵涉胸胁痛。

2.上部胸椎旁或肩胛内侧有压痛或触及索状改变,压痛。

3.影像学诊断未发现胸椎及肺心病变。

4.体检可发现局部肌肉紧张、压痛,压痛点常位于棘突及棘突旁,以及颈胸椎棘上棘间韧带,常累及斜方肌、菱形肌和提肩胛肌等,压痛局限,多无放射。

三、鉴别诊断

1.胸肋软骨类:指7、8、9、10肋胸廓前缘组成的肋软骨,因慢性损伤性炎症、疼痛,局部有明显压痛。

2.与劳损性胸椎侧凸症相鉴别。

3.排除呼吸道疾患、冠心病、胆囊和胃肠疾病,以及妇女乳腺病变。

四、临床表现

患者初起感胸背不适,麻痹胀感,逐渐出现疼痛,有时牵涉胸痛,胁痛;一侧上肢运动时,背痛加重。

五、典型病例

患者郑某,女,胸背部疼痛3个月余,长期伏案工作史,劳累、着凉后易反复明显。否认胸闷、心慌等症状。否认双侧乳房胀痛及外伤史。

查体:胸椎无叩击痛,胸廓挤压试验阴性,左侧肩胛内缘压痛,右侧肩胛内缘压痛。胸椎4、5、6、7、8棘上棘间压痛。

X线检查(胸椎正侧位):胸椎轻度退变。

热像图检测:患者胸背部高温差(图9.1)。

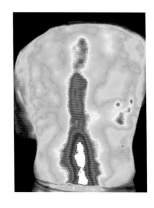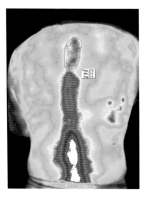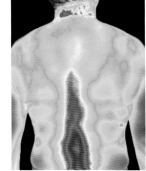

图9.1 患者红外热成像图。

治疗：

1.湿敷直流电药物透入疗法。

2.针灸刺络拔罐（针灸：刃针、针灸针，斜 15°斜刺或平刺）。

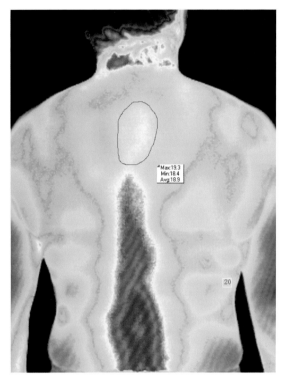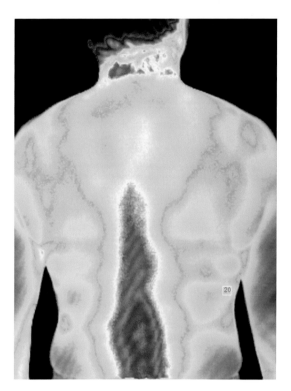

图 9.2 治疗后复查红外热成像图。

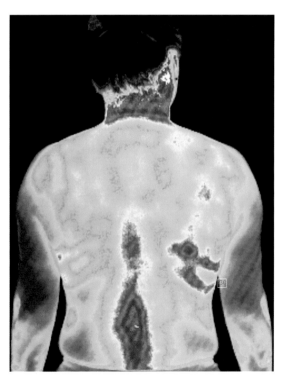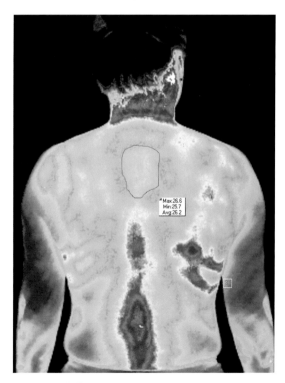

图 9.3 治疗后第三次复查红外热成像图。

一、病名解析

肩周炎是以肩关节疼痛、活动受限为主要表现的疾病，又称为肩关节周围炎、冻结肩、肩凝症、五十肩。

二、临床表现

1.肩部疼痛。初期肩部疼痛不明显，多不为人注意。1~2周后疼痛逐渐加重，成刀割样痛或钝痛，持续不缓解，劳累及受寒凉后加重，并向颈肩部及上肢放射痛，晨起活动后可减轻，夜间疼痛较重。

2.活动受限。伴随疼痛加重，肩关节外展、外旋开始受限，进而发展成前屈、后伸、内外旋转等各个方向主动活动、被动活动受限，使日常功能活动难以完成。

3.压痛。关节周围肱二头肌长头腱、肩峰下滑囊、冈上肌等处可见明确压痛点。

4.肌肉萎缩。早期由于疼痛的刺激可见三角肌、冈上肌等肌肉的痉挛，后期由于活动受限可发生失用性萎缩。

三、临床诊断

1.根据病史及发病年龄与临床表现，多可进行诊断。

2.影像学检查。

X线检查初期大多正常，后期部分患者可见骨质疏松，但骨质正常，冈上肌、肩峰下滑囊出现钙化征象。MRI检查可以明确观察到肩关节周围结构信号情况，是否存在炎性反应，除外结核、占位等疾病，可以作为确定病变部位及鉴别诊断的有效方法。

四、鉴别诊断

1.颈椎病。颈椎病虽有肩臂放射痛，但肩与上肢往往无明显压痛点，有颈肩部疼痛与活动受限，肩部活动尚可。必要时可行颈椎X线或MRI检查。

2.肩关节脱位。以关节疼痛、活动受限为表现，但多有外伤史，可见肩关节方肩畸形，关节盂空虚等表现。

3.关节结核与肿瘤。肩部结核病与占位肿瘤多源于肺部或其他部位转移而来，可见低热、盗汗、消瘦等临床表现，结核菌素试验、肿瘤标志物检测、胸部CT及肩关节MRI有助于鉴别诊断。

4.冈上肌腱断裂。多有外伤史，肩部外展功能受限明显，疼痛弧试验阳性。

五、典型病例1（针灸+手法治疗）

患者马某，男性，61岁，2015年3月6日主因"左肩部疼痛活动受限两周，伴颈部疼痛"前来就诊。两周前患者受寒凉后，开始出现左肩关节疼痛，未予重视，后患者自行外用活血止痛膏药治疗5天，未见明显好转，疼痛逐渐加重，左肩活动度逐渐加重。查体可见：左肱二头肌长头腱压痛，左喙突压痛，左肩峰下滑囊处压痛，左肩冈上肌、冈下肌压痛。左肩活动度：前屈40°，后伸10°，外展30°，内旋70°，外旋20°。"上梳于脑，反手于背"功能受限，颈部C5-C7棘突及右侧旁开1.5cm处压痛，右侧肩胛骨内上角，右侧冈上肌压痛，颈部活动度可，VAS评分8分。

影像学表现

左肩关节正位X线片示：左肩关节骨质未见明显异常（图10.1）。

颈肩部红外热成像表现：左肩前侧肱二头肌长头腱处片状高温差，左肩后侧冈上肌及周围较右侧明显高温差，左肩侧位肩峰下较右侧局部片状高温差。右侧肩胛提肌、右侧肩胛骨内侧缘、菱形肌处高温差（图10.2）。

结合患者发病情况、症状、体征、影像学检查及

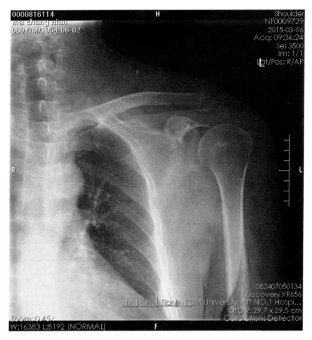

1.针灸＋微针针刺＋穴位拔罐，共 4 次。

治则：活血祛瘀，舒筋通络。取穴：阿是穴（肱二头肌长头腱、肩峰下滑囊处、冈上肌压痛处）、肩井、天宗穴、颈部夹脊穴。刺法：直刺或平刺，留针 15 分钟。起针后予穴位针刺处拔罐 10 分钟。

2.骨伤推拿手法治疗 4 次。

治则：通经舒筋，活络止痛。活血舒筋九步手法选择：摇臂、叩揉、捏拿、运肩、和络。

2015 年 3 月 16 日患者复诊，患者左肩疼痛较前好转 40%，VAS 评分 4.7 分，左肩活动度：前屈 55°，后伸 15°，外展 40°，内旋 75°，外旋 20°，颈肩部疼痛较前减轻，继续予以对症治疗。复查红外热成像可见：正侧位双肩温差基本接近，背侧位左肩周围较右侧略低温差，左肩侧位与右肩侧位温差基本接近（图 10.3）。

图 10.1　病例 1,患者左肩关节正位 X 线片。

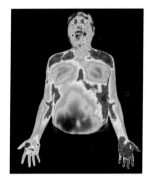
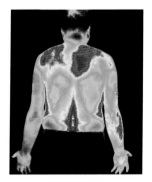
双肩正侧位　　双肩背侧位

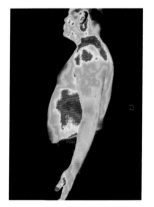
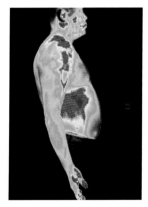
左肩侧位　　右肩侧位

图 10.2　病例 1,患者红外热成像图。

红外热成像表现,考虑患者为"左肩周炎",予以对症治疗。

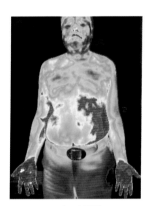
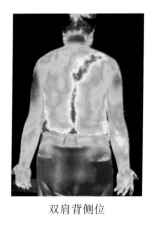
双肩正侧位　　双肩背侧位

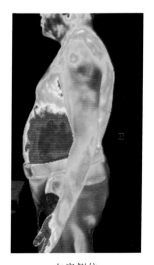
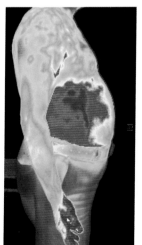
左肩侧位　　右肩侧位

图 10.3　病例 1,患者复诊红外热成像图。

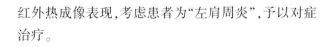

1.针灸+微针针刺+穴位拔罐，共 3 次。治则、治法同前。

2.骨伤推拿手法治疗，共 3 次。治则、治法同前。

2015 年 3 月 23 日患者第二次复诊，患者左肩疼痛较前好转 80%，VAS 评分 1.6 分，左肩活动度：前屈 70°、后伸 20°、外展 60°、内旋 80°、外旋 25°、颈肩部疼痛较前明显减轻。患者左肩活动度尚不理想，

嘱患者继续爬墙训练。复查红外热成像可见：左肩前位、后位及侧位像较左侧略低温差，右肩胛内上角处片状高温差(图 10.4)。

六、典型病例 2（三维动态回旋正骨手法+医用臭氧治疗）

患者孙某，女，55 岁。左肩关节疼痛，活动受限

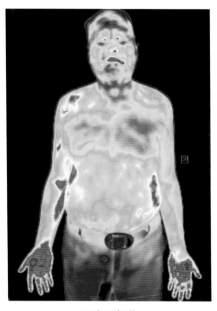

双肩正侧位

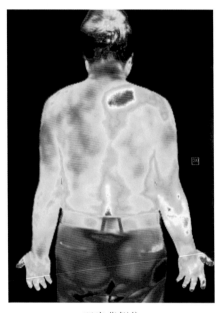

双肩背侧位

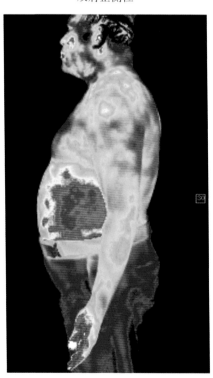

左肩侧位

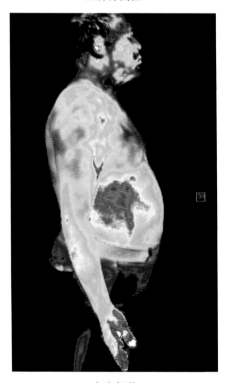

右肩侧位

图 10.4　病例 1,患者第二次复诊红外热成像图。

半个月余。半个月前患者无明显诱因出现左肩关节活动功能受限，夜间疼痛明显。查体可见：左肱二头肌长头腱压痛，左喙突压痛，左肩峰下滑囊处压痛，左肩冈上肌、冈下肌压痛。反手于背达左侧臀外侧，上梳于脑达左耳后，外展功能受限约40°，内外旋功能受限。

患者行医用臭氧注射（10mL，30μg/mL）入路：肱二头肌腱长头腱，肩峰下、小圆肌(图10.5)。术后半小时行三维动态回旋手法(图10.6)。

分析

炎症是由于致炎因子导致的局部组织变质、渗出和增生为病理变化，局部红、肿、热、痛及功能障碍

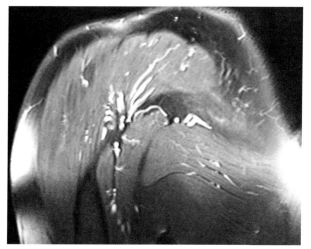
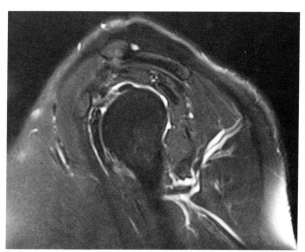
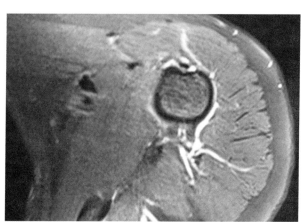
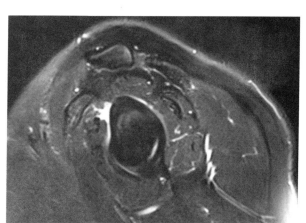
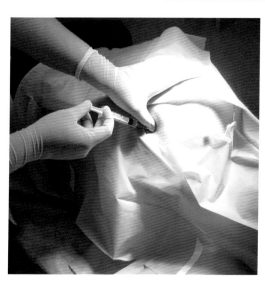

图 10.5 患者行医用臭氧注射。

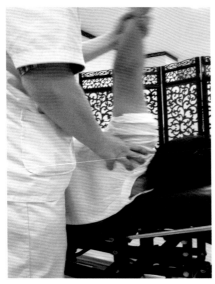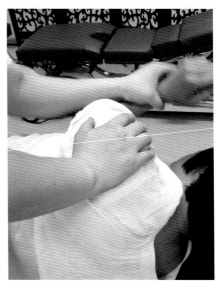

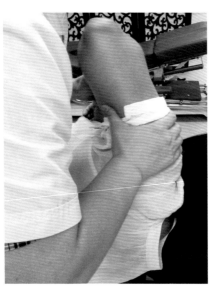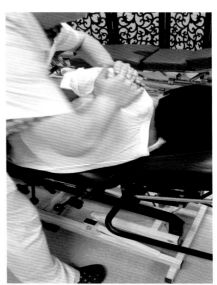

图 10.6 三维动态回旋正骨手法操作图。

为临床表现的病变。而肩关节周围炎属于无菌性炎症的一类，也具有炎症的病理过程。在局部炎症刺激下，关节周围肌腱韧带等组织产生病理性变化，在肩关节活动过程中，肩关节周围肌群及附属关节之间的耦合运动产生应力性改变，进一步刺激局部炎症因子，致使局部附属于关节囊的肌组织粘连，局部损伤进一步加重。由于机体本身具有修复作用，在与炎症的反复过程中，修复与损伤交替进行，致使肌肉韧带等组织瘢痕化，为了保持肩关节活动功能，这些瘢痕的组织进一步进行代偿性的挛缩，所以临床

常见冻结肩患者患肩活动功能受限。本章两病例中，患者均出现左肩关节疼痛，且疼痛逐渐加重，在致炎因子的作用下，局部软组织动脉性充血，血管通透性增加，进而导致静脉充血，血流停滞。因此，局部能量供应充足，代谢旺盛而表现为高温区，同时由于炎症介质的进入，具有致痛的作用，表现为剧烈的疼痛。红外热成像的出现将炎症"红、肿、热、痛"的特点表现得淋漓尽致。更可以随时追踪治疗动态，每一次治疗前后局部温差的变化，都可以通过热成像直观显示出来。

第十一章 屈指肌腱狭窄性腱鞘炎

一、病名解析

屈指肌腱狭窄性腱鞘炎，又称"弹响指""扳机指"，好发于拇、示、中三指，多由于患者长期从事手部屈指劳动，用力握持硬物，使屈指肌腱与腱鞘滑车反复摩擦、挤压而发生局部充血、水肿，继而发生局部变性、粘连，使腱鞘滑车局部狭窄，形成纽扣眼状。或由于手感受寒凉，血不荣筋，引起手指筋脉拘挛而发病。患病人群已由传统手工业者向现代电脑族、手机族转变，且有发病年轻化、多指化的趋势。

二、临床表现

临床主要症状为患指屈伸活动出现手指的弹跳动作，呈扣扳机样，引发指根处疼痛，并伴患指屈伸受限。病情较重时，则会造成屈指肌腱嵌顿，患指被动固定于屈或伸指位置，手指活动非常困难，严重影响拿筷子、端碗、洗脸及持笔写字等日常生活与工作。

三、临床诊断

诊断标准：按屈指肌腱狭窄性腱鞘炎的病情程度将其分为I~III度。I度：掌指关节掌侧局限性疼痛，并有压痛，但不出现弹响，主动屈伸活动正常。II度：患指屈伸时产生弹响，但活动后消失或减轻，可完成主动屈伸活动。III度：患指屈伸时出现频繁的弹响或绞锁现象，主动屈伸活动受限制。

四、鉴别诊断

1.桡骨茎突狭窄性腱鞘炎：疼痛及压痛点在桡骨茎突处，握拳尺偏试验阳性。

2.类风湿性关节炎：常女性多发，并有晨僵、关节畸形、类风湿因子升高可以鉴别。

五、典型病例

患者张某某，女性，70岁，2015年8月因劳累出现右手拇指指间关节疼痛伴弹响，自行外用活血化瘀类膏药后逐渐加重，影响拿筷子、拧毛巾等日常生活。遂就诊于我科室，予查右手正斜位X线片，未见明显异常（图11.1）。随后进一步检查双手红外热成像图（图11.2），结合患者临床表现，考虑诊断为"屈指肌腱狭窄性腱鞘炎"。

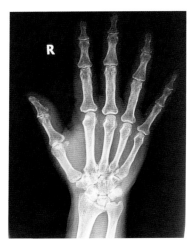 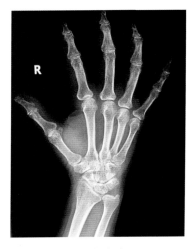

右手正位片　　　　　　　　　右手斜位片

图11.1　患者右手正斜位X线片示：未见明显异常。

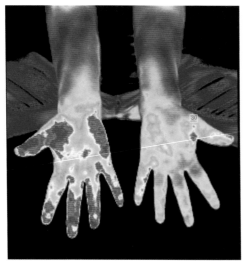

治疗前正位掌面

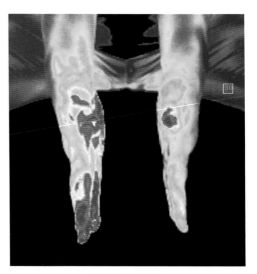

治疗前侧位桡侧面

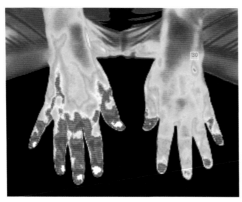

治疗前正位背面

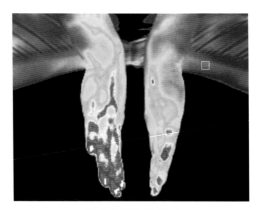

治疗前侧位尺侧面

图 11.2　患者治疗前红外热成像图。

干预手段

在发生屈指肌腱狭窄性腱鞘炎的腱鞘滑车硬结点，用韧针经皮直刺，垂直刺入皮下，直达病变的腱鞘滑车层面，连续垂直刺切，结合痛点剥离的方式进行松解。然后通过单极射频针灸进行射频消融，松解局部粘连组织(图 11.3)。

患者观察 30 分钟后未诉明显不适，予复查红外热成像(图 11.4)。

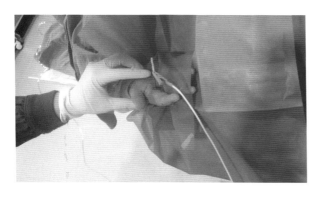

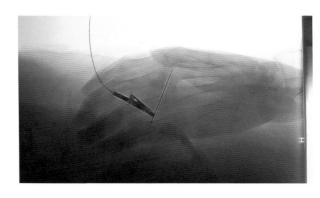

图 11.3　射频针灸治疗腱鞘炎。

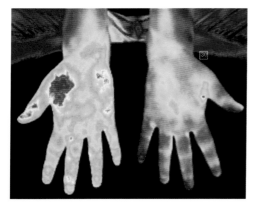

治疗后正位掌面

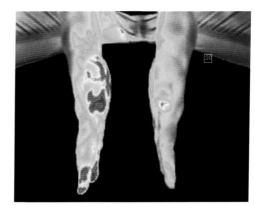

治疗后侧位桡侧面

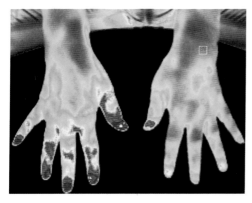

治疗后正位背面

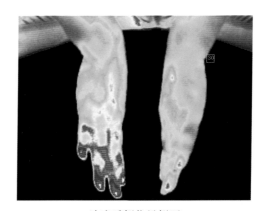

治疗后侧位尺侧面

图 11.4　即刻红外热成像图改变。

复诊:一周后患者复诊,诉右手掌指关节疼痛较前明显缓解,活动受限较前明显改善好转。

分析

本文所涉及的病例为长期劳作后,出现的屈指肌腱鞘炎急性发作,表现为右手第一掌指关节的急性疼痛,屈伸活动受限。掌指关节在正常情况下,处于肢体的末梢部位,没有较大的动脉血管,其温度应较四肢温度偏低,本例患者右手第一掌指关节周围及掌背部与左侧对比出现了充血性高温改变,结合患者既往长期劳作的病史,可以起到辅助诊断的作用,能很好地观察出疼痛存在的范围。这很好地弥补了诸如 X 线、CT 等影像学检查的不足。运用热像仪区域测温功能对充血性高温区域进行温度的检测,并对针刀治疗前后进行对比,从而对疗效进行精确地评估。

屈指肌腱狭窄性腱鞘炎,主要病理机制是慢性无菌性炎症,引起腱鞘滑车局部变性、粘连、狭窄,严重影响手指伸屈活动。因此,屈指肌腱狭窄性腱鞘炎治疗的关键,就是以最简单有效并且安全的方法,解除腱鞘滑车的局部狭窄病变。中医小针刀微创松解疗法为此开辟了成功之路。近年来随着中医微创治疗的不断发展,国内很多医生为改进屈指肌腱狭窄性腱鞘炎治疗做了很多有意义的临床治疗探索与很好的经验总结。其中有少数学者认为,微创闭合切开手术更容易发生屈指肌腱切割损伤和肌腱旁血管、神经损伤并发症的风险。但综合多数学者的经验,总结引起上述不良并发症的主要原因如下:①术者对屈指肌腱腱鞘滑车的局部解剖结构不熟悉;②对微创松解技术的掌握不熟练;③适应证选择不当等。

全面细致地了解屈指肌腱以及周围组织的解剖层次、结构关系,严格掌握屈指肌腱狭窄性腱鞘炎微创松解疗法的适应证,熟练掌握专用微创松解针、刀具以及规范化操作方法,术前准确定位、术中按平行于屈指肌腱走行方向、沿肌腱正中连续切开松解的方法对发生狭窄病变的滑车组织进行彻底切开,完全可以达到与传统切开手术相同甚至更高的松解疗效。同时,还可以避免常见不良并发症的发生,达到安全有效的治疗目的。

第十二章　腰椎间盘突出症

第一节　病名解析

腰椎间盘突出症是由于腰椎间盘发生退变与外力损伤等因素,使纤维环部分破裂,髓核从纤维环的缺损处向外膨出,压迫脊神经根或马尾神经,引起以腰痛及一系列神经根症状为特点的病症。

第二节　临床诊断

一、临床表现

1.腰部疼痛:绝大多数本症患者出现腰背痛,发生率约91%,多数患者在外伤、着凉或过度疲劳后,先感腰部钝痛或酸痛,影响日常生活和工作,经休息后疼痛减轻或自愈,劳动后疼痛又发生。这样时轻时重,经数周、数月或年余,渐感一侧下肢放射性神经痛。

2.下肢放射性疼痛:根据不同部位的腰椎间盘突出可有不同的表现。高位腰椎间盘突出(L2/3、L3/4)可引起股神经痛,但其发病率较低。绝大多数患者是L4/5、L5/S1椎间盘突出,所以坐骨神经痛最为多见。典型的坐骨神经痛是从下腰部向臀部、大腿后方、小腿外侧一直到足部的放射痛,当患者咳嗽、打喷嚏、大小便引起腹压增高时,腿痛加重。下肢疼痛的性质可为麻痛、刺痛、胀痛、烧灼痛,以麻痛为多见。早期为痛觉过敏,病情较重者出现感觉迟钝或麻木。

3.麻木及感觉障碍:因椎间盘突出部位及受累神经根之不同而各异。L4/5椎间盘突出可累及L5神经根,其疼痛麻木等感觉异常区域,多在大腿后部、小腿外侧及踇趾背侧,L5/S1椎间盘突出,可累及骶1神经根,其疼痛麻木等感觉异常区域,多在大腿后侧、小腿后外侧、足背足底外侧及第4、5趾外侧。

4.马尾神经受压:向正后方突出的髓核或大块纤维环髓核组织脱入椎管内,游离椎间盘组织可压迫马尾神经,出现马尾神经受损症状,是腰椎间盘突出症的重症,为手术适应证。表现为会阴部麻木、刺痛、排便、排尿无力、性功能障碍及双侧坐骨神经痛。严重者可出现大小便失禁及双下肢瘫痪。

二、体征

1.脊柱姿势:约90%以上的病例有不同程度的功能性脊柱侧凸,如髓核突出在神经根外侧,上身向健侧弯曲,腰椎凸向患侧可松弛受压的神经根;当突出的髓核在神经根内侧,上身向患侧弯曲,腰椎凸向健侧可缓解疼痛。但当神经根与突出的髓核已有粘连,则无论腰椎凸向何侧都不能缓解疼痛。多伴有腰椎生理前凸减小、消失甚至腰椎后凸。

2.腰部活动受限:几乎所有患者都有不同程度的腰部活动受限,腰部各方向的活动均受到不同程度的影响,其中以前屈受限最明显,这是由于前屈位时进一步促使髓核向后移位并增加了对受压神经根的牵拉所致。

3. 压痛及肌肉痉挛:89%的患者在病变间隙的棘突间有压痛,其旁侧1cm处压之有沿坐骨神经的放射痛,约1/3的患者有腰部骶棘肌痉挛,使腰部固定于强迫体位。压痛点的确定对本病的诊断及定位有重要意义。

4.神经系统表现(图12.1)

(1)感觉异常。80%的患者有感觉异常,先为感觉过敏,后为感觉减退或消失。L4神经根受压者可出现大腿和小腿内侧感觉障碍,L5神经根受压者,

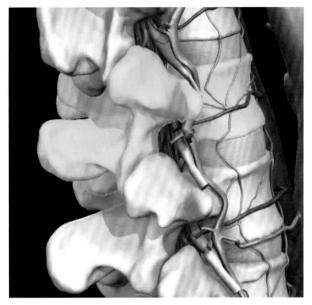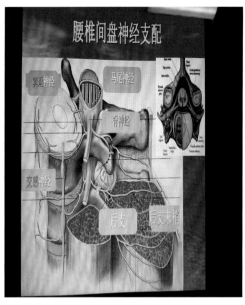

图 12.1 腰椎间盘神经走行及间盘的神经支配示意图。

小腿前外侧和足内侧痛、触觉减退。S1 神经根受压者,外踝附近及足外侧痛、触觉减退。但另有髓核突出较大者,可压迫下一节段神经根,而出现双节段神经根受压的征象。

(2)肌力下降。受损神经根所支配的肌肉可见肌力减弱及肌肉萎缩,有的甚至完全瘫痪。70%~75%的患者有肌力下降的表现,肌力下降多于神经受压 3 个月左右开始出现。L3/4 椎间盘突出,压迫腰 4 神经根,出现股四头肌萎缩,伸膝无力。L4/5 椎间盘突出,压迫 L5 神经根,胫前肌、伸跨长肌和伸趾长肌肌力减退,踝及趾背伸力下降,严重者出现足下垂。L5/S1 椎间盘突出,压迫 S1 神经根,小腿三头肌和屈趾肌肌力减退,趾及足跖屈力减弱。

(3)反射异常。因压迫部位及程度的不同,膝腱反射及跟腱反射可表现为减弱、消失或亢进。如马尾神经受压,则表现为肛门括约肌肌张力下降及肛门反射减弱或消失。

5.直腿抬高试验及加强试验阳性

三、影像

X 线片检查,脊柱侧弯,腰生理前凸消失,病变椎间隙可能变窄,相邻边缘有骨赘增生(图 12.2 和图 12.3)。CT 及 MR 检查可显示椎间盘突出的部位及程度。

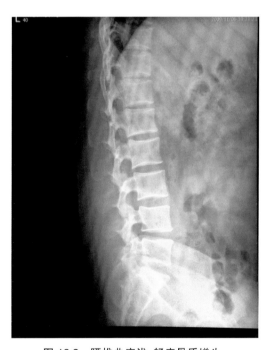

图 12.2 腰椎曲度浅,轻度骨质增生。

四、医用红外热成像检查(图 12.4)

医用远红外热成像技术作为一种新型的检查手段,可以通过动态地、客观地监测人体热场分布的变化,进行温差比较。可以检测疼痛(软组织颈肩腰腿痛)部位、性质、程度;急、慢性炎症的部位、范围、程度。

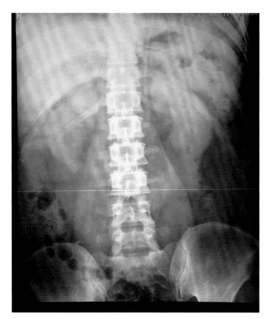

图 12.3　L4/5 和 L5/S1 椎间隙变窄。

第三节　鉴别诊断

一、与腰椎骨关节病鉴别

腰椎骨关节病多发于 50 岁以后,慢性发作逐渐加剧。腰椎骨关节病常表现为较广泛的钝痛,压痛点不集中,常无感觉、运动及反射障碍。腰椎间盘突出症一般表现为钝痛、刺痛、放射痛,多伴感觉、运动、反射等障碍。

二、与退变性腰椎滑脱症鉴别

1.腰椎滑脱症从 X 线片可看到椎体滑脱,后滑程度一般不超过 20%。小关节突退变重,后滑的椎体边缘有退变增生。

2.退变性腰椎滑脱症表现有长期的腰部疼痛,有臀部及大腿后方的牵扯痛,但腿痛常较腰椎间盘突出症患者轻。

三、与腰椎管狭窄症鉴别

1.腰椎管狭窄症多发于中年以上人群,起病缓慢。

2.腰椎管狭窄症腿痛常累及两侧,咳嗽时常不加重,但步行时加重,或伴下肢感觉异常,运动乏力,称神经原性间歇性跛行。

四、与腰肌劳损和棘上、棘间韧带损伤鉴别

1.患者多有不同程度的腰部外伤史。

2.疼痛多为隐痛,弯腰工作困难,少数患者有臀部和大腿后上部胀痛。

3.腰肌劳损时骶棘肌处、髂骨嵴后部或骶骨后面腰背肌止点处有压痛,棘上或棘间韧带劳损时压痛点多在棘突上或棘突间。

4.X 线检查多无异常表现。

5.梨状肌紧张试验阳性,即髋关节外展、外旋位抗阻力时可诱发症状。

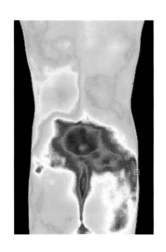
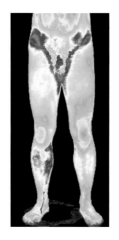
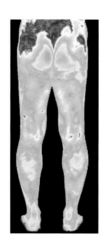
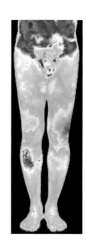

图 12.4　医用红外热成像检查图。

第四节　典型病例

一、中医综合疗法

患者刘某某，男，58 岁。2015 年 1 月 20 日，患者初次就诊。主诉:腰痛伴左下肢放射痛、麻木半个月余。症状未过踝。咳嗽时腰部症状明显加重。站立位时，左下肢疼痛难以忍受，足跟难以着地。否认外伤史，否认尿频、尿急、尿痛，否认药物、食物过敏史。VAS 评分 8 分。查体:腰椎活动度:(中立位法;腰伸直自然体位)前屈 50°;后伸 15°;左、右侧屈 20°;左、右旋转 30°。双下肢直腿抬高试验:右下肢直腿抬高80°，左下肢直腿抬高试验 50°。双踇背伸肌力 V 级，双下肢膝反射、双跟腱反射对称引出，双髋关节内外旋可，双下肢"4"字试验阴性，屈颈试验阴性，左下肢外侧及足背处皮肤感觉略减弱，腰椎无明显叩击痛，L4/5 棘间压痛，L5/S1 棘间压痛，左侧 L4/5，L5/S1 旁开 1.5cm 处压痛，放射痛至小腿外侧，双骶髂关节无压痛，双腰 3 横突无压痛。

治疗方案

1.建议患者行腰椎 MRI 检查，行腰及双下肢、足底红外热成像检查，以明确诊断。

2.行腰椎 X 线检查(腰椎正侧位、左右斜位)2015 年 1 月 20 日天津中医药大学第一附属医院影像科 X 线回报:腰椎退行性骨关节病，多发腰椎间盘退变，T12、L1 椎体轻度楔形变(图 12.5)。

医用红外热成像图示:患者腰部区域温差较高，左下肢温差较右下肢温差低。说明腰部局部有炎症反应。左下肢尤以小腿后外侧血液循环，末梢神经支配较右下肢差(图 12.6)。

2015 年 1 月 23 日,带本院腰椎 MRI 复诊(第一次复诊)。

患者症状持续，以左下肢疼痛麻木为著。疼痛麻木到左小腿后外侧缘。未过踝关节。腰椎 MRI 示:①腰椎骨质增生;②L4 椎体内异常信号(考虑脂肪沉积);③L2、L5、S1 相邻椎体缘终板炎;④L1/2-L5/S1 椎间盘退变;⑤L3/4-L5/S1 椎间盘膨出，L5/S1 椎间盘略后突出(图 12.7)。

印象:腰椎间盘突出症。

治疗方案

1.微波射频+骨伤推拿中药敷贴 1 次/日。L5/S1。

2.电脑中频药透(含药)1 次/日。腰。

3. 针灸+刺络拔罐 1 次/日。L5/S1 棘间及棘旁(安全三角入路:病人取俯卧位，与相应的椎间隙水平，从棘突向患侧旁开 7~9cm，穿刺方向与躯体矢状面呈 40°~60°夹角进针，其路径为:皮肤-皮下脂肪-深筋膜-腰方肌-神经根下方-安全三角区。针法:针灸针通过入路进入安全三角区后，施针法:阻力针法及巨刺针法，刺激局部。患者自觉感到腰部酸胀感为宜)。

4.中药处方

舌脉:舌红少苔,脉沉细。

症候分类:气滞血瘀证。

治则:活血化瘀，通络止痛。

牛膝 15g，生石斛 10g，当归 10g，白芍 10g，川芎 10g，生地黄 10g，生栀子 10g，丹皮 10g，生黄芪 25g，

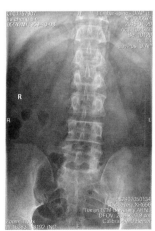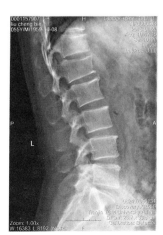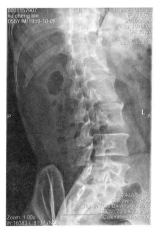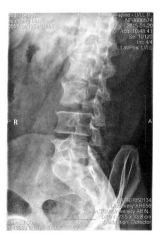

图 12.5　患者腰椎 X 线检查。

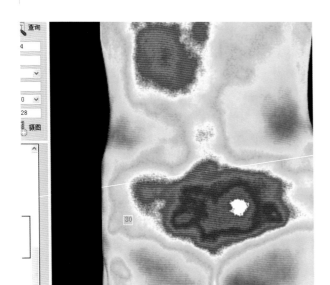
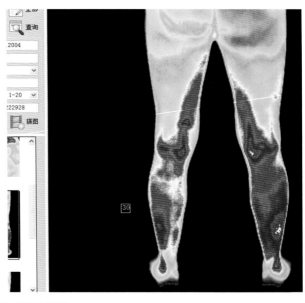

图 12.6　患者红外热成像检查图。

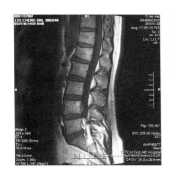
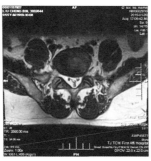
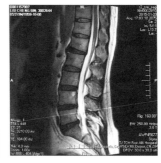
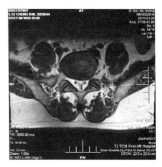

图 12.7　患者腰椎 MRI 复诊图像。

桂枝 6g,地龙 6g,醋山甲 5g,三七粉 1g(冲),生甘草 6g。

七剂,水煎服,日一剂,分 3 次口服。

2015 年 1 月 26 日 (第二次复诊)

腰痛伴左下肢疼痛麻木症状缓解。VAS 评分 5 分。

治疗方案:

1.微波射频+骨伤推拿中药敷贴 1 次/日。L5/S1。

2.电脑中频药透(含药),1 次/日。腰。

3.针灸+刺络拔罐 1 次/日。

4.继续原方口服。

牛膝 15g, 生石斛 10g,当归 10g,白芍 10g,川芎 10g,生地黄 10g,生栀子 10g,丹皮 10g,生黄芪 25g,桂枝 6g,地龙 6g, 醋山甲 5g,三七粉 1g(冲), 生甘草 6g。

七剂,水煎服,日一剂,分 3 次口服。

2015 年 1 月 30 日 (第三次复诊)

腰痛及左下肢疼痛症状缓解,VAS 评分 3 分。左下肢麻木症状明显缓解。

治疗方案:

1.微波射频+骨伤推拿中药敷贴 1 次/日。L5/S1。

2.电脑中频药透(含药),1 次/日。腰。

3.针灸+刺络拔罐,1 次/日。

4.原方七剂,继服。用法同前。

牛膝 15g,生石斛 10g,当归 10g,白芍 10g,川芎 10g, 生地黄 10g, 生栀子 10g , 丹皮 10g,生黄芪 25g,桂枝 6g,地龙 6g,醋山甲 5g,三七粉 1g(冲),生甘草 6g。

七剂,水煎服,日一剂,分 3 次口服。

2015 年 2 月 6 日(第四次复诊)

腰部及下肢症状如前稳定,未见明显反复。腰痛及左下肢疼痛症状缓解,VAS 评分 3 分。左下肢麻木症状明显缓解。复查腰及下肢的红外热成像复查图示：腰部区域温差较前减低（图 12.8）。说明炎症反应减退。左股外侧上 1/3 区域温差较右侧底。左小腿后外侧区域温差接近右侧小腿。

治疗方案：

1. 微波射频+骨伤推拿中药敷贴，1 次/日，L5/S1。

2. 电脑中频药透（含药），1 次/日。腰。

3. 针灸+刺络拔罐，1 次/日。

2015 年 2 月 10 日（第五次复诊）

腰及左下肢疼痛症状持续缓解。VAS 评分 1 分。左下肢麻木症状基本消失。

治疗方案：

1. 微波射频+骨伤推拿中药敷贴，1 次/日。L5/S1。

2. 电脑中频药透（含药）1，次/日。腰。

3. 针灸+刺络拔罐，1 次/日。

4. 红外热成像复查（图 12.9）。

近一个月随访，患者症状未见反复。下肢疼痛麻木症状基本消失。建议继续一个疗程理疗，巩固疗效。

红外热成像技术对于腰椎间盘突出症的诊断、疗效评估、症状追踪操作提供了可行性。腰椎间盘突出刺激神经根，伴随神经支配区域相应的变化，通过热成像技术提供了可视化。针刺技术对功能作用具有改善作用，但是影像资料不足以说明其疗效，通过热成像技术可以辅助证实针刺对人体的作用。

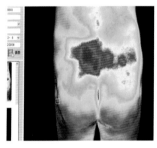
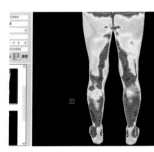
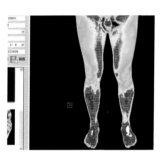
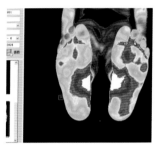

图 12.8　患者第四次复诊红外热成像图。

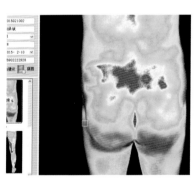
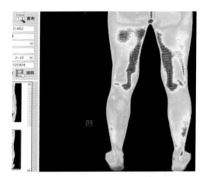
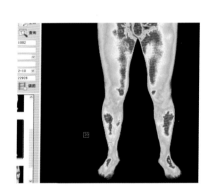
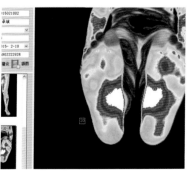
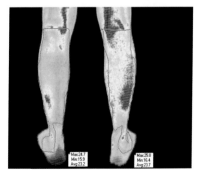
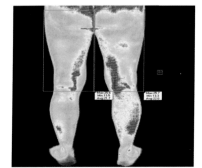

图 12.9　患者第五次复诊红外热成像图。

二、腰椎间盘突出症髓核摘除术

腰椎间盘突出症是因腰椎间盘发生退行性改变,并在多种因素共同作用下,使纤维环破裂、髓核突出, 刺激或压迫神经根而引起腰痛及下肢坐骨神经放射痛等症状为特征的腰部疾患, 是临床最常见的腰腿痛原因之一。

临床表现

腰痛和下肢放射痛。腰腿痛可因咳嗽、打喷嚏、用力排便等腹腔内压升高时加剧,步行、弯腰、伸膝起坐等牵拉神经根的动作也使疼痛加剧,腰前屈活动受限、屈髋屈膝、卧床休息可使疼痛减轻。严重者卧床不起,转侧极感困难。病程较长者,其下肢放射痛部位感觉麻木、冷感、无力。压迫马尾神经时可造成会阴部麻木、刺痛、二便功能障碍、阳痿或双下肢不全瘫痪。

患者唐某某(图 12.10 至图 12.13),男性,42 岁,主因腰痛伴左下肢疼痛 10 年,加重伴左下肢麻木 3 个月而收入院。患者于 10 年前劳累后出现腰部疼痛伴左下肢疼痛,经输液及休息后症状好转,之后反复发作。3 个月前复因劳累而致腰痛伴左下肢麻木疼痛加重,经休息及口服镇痛药物治疗未见明显好

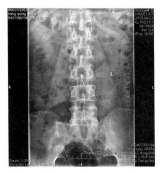 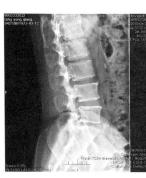 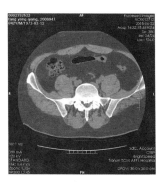 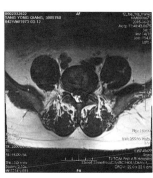

腰椎正位 X 线　　　腰椎侧位 X 线　　　腰椎 CT　　　腰椎 MRI

图 12.10　患者术前影像学表现。

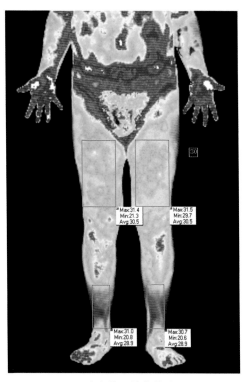 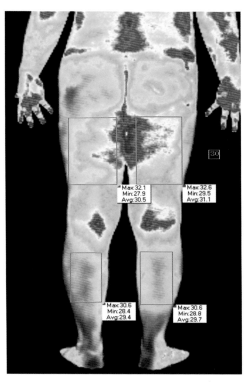

治疗前正前位像　　　　　　　　治疗前正后位像

图 12.11　手术前红外热成像图表现。

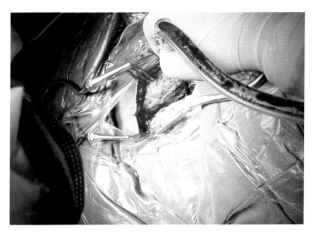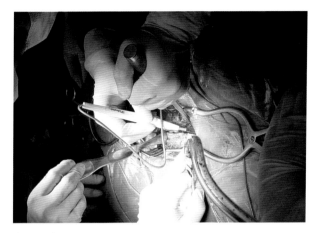

图 12.12　患者手术进行中。

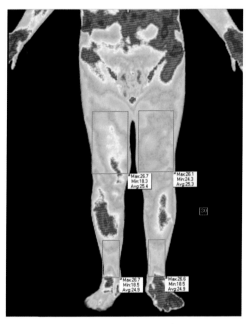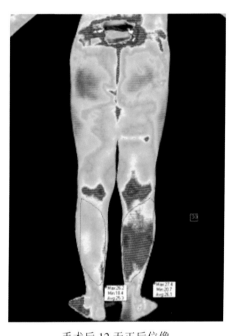

手术后 12 天正前位像　　　　　　　手术后 12 天正后位像

图 12.13　患者术后 12 天红外热成像图。

转,遂以"腰椎间盘突出症"收入我科。入院时症见:腰部疼痛伴左下肢麻木疼痛,腰部屈伸及转侧活动严重受限。查体:腰椎生理曲度变浅;腰椎肌肉紧张,L4/5、L5/S1 棘间及左侧旁开 1.5cm 处压痛,放射至左小腿,左侧梨状肌压痛,无放射痛。左小腿外侧、左足背皮肤感觉减弱;仰卧挺腹试验阳性,俯卧背伸试验阳性,直腿抬高试验左 20 度,直腿抬高试验右 60 度,加强试验左侧阳性、加强试验右侧阴性,双"4"字试验阴性,双足踇背伸肌力 V 级;腰椎活动度:因痛未查。腹壁反射减弱,双膝腱反射正常引出,左跟腱反射减弱,双侧巴宾斯基征未引出。双侧髌阵挛、踝阵挛未引出。左侧提睾反射减弱,肛门反射

未引出,双侧足背动脉搏动可触及,末梢血运好。VAS 评分 9 分。入院诊断:腰椎间盘突出症。

干预手段

无明确手术禁忌证后,行 L5/S1 椎间盘摘除+神经通道松解术,手术过程顺利,术后予活血通络中药治疗,指导患者功能锻炼,促进功能康复。

出院时情况:患者诉腰部及左下肢疼痛好转,左下肢麻木明显缓解,腰部活动较前明显改善。纳佳,寐安,二便正常。查体:腰部伤口干燥,未见明显渗血渗液,左小腿外侧及左足外侧皮肤感觉减弱,双下肢直腿抬高试验 70°,加强试验阴性,腰椎活动度:前屈 50°,后伸 30°,左屈 20°,右屈 20°,左旋 20°,右

旋 20°，双侧膝腱反射、跟腱反射对称引出，双足背动脉搏动可触及，足趾活动好，末梢血运好，双下肢肌力 V 级。VAS 评分 2 分。

分析

本文所涉及的病例为劳累后出现腰椎间盘突出症，腰痛及左下肢疼痛麻木，屈伸及转侧活动严重受限。双小腿在正常情况下，有较大的动脉血管，其温度应较末梢温度偏高。本例患者左小腿外侧、后侧与右小腿对比出现了缺血性低温改变，结合患者症状、体征和影像学表现，可以起到辅助诊断的作用，能很好地观察出疼痛及感觉障碍存在的范围。术后检查提示左小腿低温区范围较前明显减小。运用热像仪区域测温功能对缺血性低温区域进行温度的检测，并对手术治疗前后进行对比，从而对疗效进行精确的评估。

临床中，大多数腰椎间盘突出症患者经过保守治疗均可获得良好疗效。其手术适应证为：腰椎间盘突出症的诊断明确，经正规非手术治疗 6 个月无效，反复发作，症状严重；根性痛剧烈无法缓解，并持续加剧；腰椎间盘突出合并神经根功能丧失；对其工作和生活影响明显。结合该例患者的实际情况，我们为患者施行了手术治疗。术后患者症状明显改善，通过红外热成像仪的检查，也反映出了责任节段所在，并可体现术前及术后温差变化，证实手术的确切疗效。

三、腰椎间盘突出症的后路椎间盘镜下 MED 治疗

周某，男，54 岁，腰痛伴左下肢疼痛间断发作两年，加重 20 天，外院诊断为腰椎管狭窄症，建议手术治疗，患者拒绝。2015 年 7 月 20 日就诊于我院，入院时见：腰部疼痛，伴左下肢疼痛麻木乏力，坐起及站立行走时加重，纳食好，寐欠安，二便调。查体：腰椎生理曲度变浅，右侧凸；腰部肌肉紧张，L4/5 棘间至 L5/S1 棘间及左侧旁开 1.5cm 处压痛，腰骶部触及叩击痛；左侧梨状肌有压痛。鞍区及双下肢皮肤感觉未及明显减弱；直腿抬高试验左 40°、直腿抬高试验右 70°，加强试验左侧阳性、加强试验右侧阴性，左足踝背伸肌力Ⅳ级、右足踝背伸肌力 V 级，左足鉧背伸肌力Ⅳ级、右足鉧背伸肌力 V 级；腰椎过伸试验弱阳性；屈颈试验阴性。腰椎活动度：前屈 40°、后伸 5°、左屈 10°、右屈 10°、左旋 10°、右旋

10°；左膝腱反射、跟腱反射减弱，右膝腱反射、跟腱反射正常引出，病理反射阴性。VAS 评分为 6 分。入院后查腰椎 X 线片、腰椎 MR、腰及下肢部位红外热成像(图 12.14 至图 12.16)，结合患者症状、体征，诊断为腰椎间盘突出继发腰椎管狭窄症(L4/5、L5/S1)。

干预手段

完善术前准备后，2015 年 7 月 30 日在连续硬膜外麻醉下行 L4/5、L5/S1 间盘摘除神经通道松解术(图 12.17)。术后予补液、营养神经药物及中药汤剂(复元活血汤加减)治疗。术后第 2 天，患者开始倒蹬训练，术后 3 天，患者佩戴腰部支具下地活动。

2015 年 8 月 13 日，患者术后两周复查：患者腰痛及左下肢疼痛麻木明显好转，右臀区及右下肢稍有不适感，VAS 评分 1.6 分。复查红外热成像 (图 12.18)。

分析

本案例患者为 L4/5、L5/S1 两个节段间盘突出继发椎管狭窄症，神经根受压明显，且椎间盘偏左突出，患者左侧臀区及左下肢症状明显，同时，腰椎 MR 轴位相显示 L4/5、L5/S1 两个节段右侧神经通道亦受影响。突出组织压迫神经根，或相应的交感神经受到刺激，引起所支配区域体表血管收缩，导致皮温下降；或局部组织充血水肿，炎性物质增多，血管通透性增加，局部变为异常热区，皮温升高。本案例中，术前的红外热成像图显示两侧臀区及两下肢呈明显不对称热像图，两侧局部呈现片状的高温或低温区。虽术前患者症状主要以左侧为主，但右侧神经根功能受影响的情况在热像图中亦得到体现。这为术前病情告知提供了更充分的证据。

MED 手术具有切口小，软组织损伤小、脊柱稳定性影响小、术后下地早、恢复快等优点。术中剥离责任节段黄韧带、摘除突出髓核组织，从而解除神经根前、后方的滞压，为神经功能的恢复提供宽敞的空间。术后第 2 天即开始倒蹬训练，防止术后神经根粘连，术后第 3 天患者佩戴腰部支具下地活动，配合活血化瘀止痛类中药及营养神经药物综合治疗，促进患者恢复。本案例中术后两周复查，患者行走时左臀区及左下肢疼痛麻木消失，偶有右下肢酸沉感。术后红外热成像图显示患者左臀区及左下肢皮温较术前改善，右臀区及右下肢局部皮温较术前无明显变化(图 12.19)。这与患者症状较为符合。红外热成像

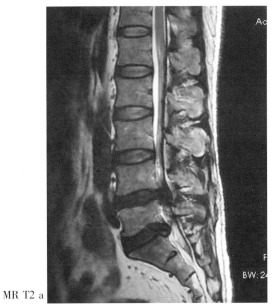
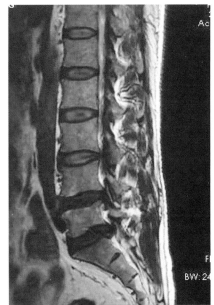

MR T2 a

MR T2 b

矢状位图

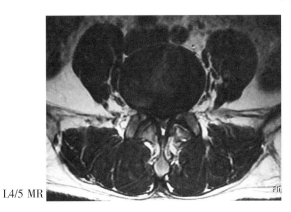

L4/5 MR

L5/S1 MR

轴位图

图 12.14　患者术前腰椎 MR(矢状位及轴位图像)。

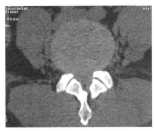
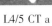
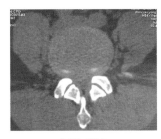
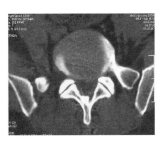
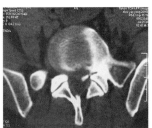

L4/5 CT a　　　　L4/5 CT b　　　　L5/S1 CT a　　　　L5/S1 CT b

图 12.15　术前腰椎 CT 薄扫(L4/5、L5/S1 节段)。

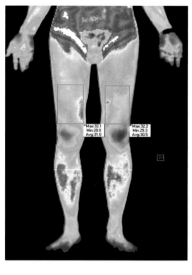 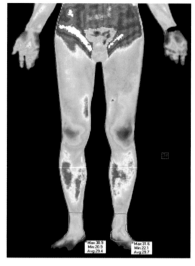 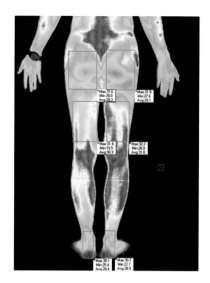

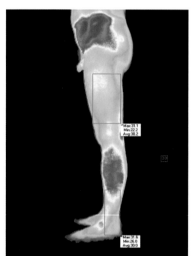 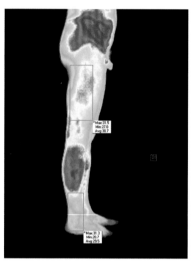 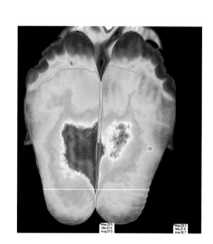

图 12.16 手术前腰椎红外热成像表现。

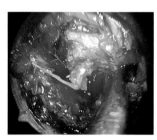 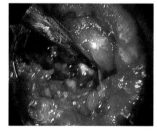 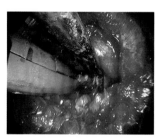 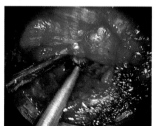

剥离黄韧带 　　推开硬膜囊寻找突出髓核组织 　　髓核摘除 　　低温等离子射频刀头处理破裂纤维环口

图 12.17 患者术中镜下操作图。

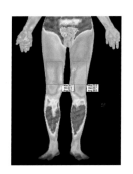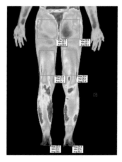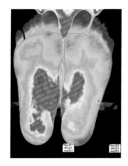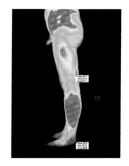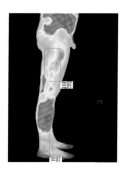

图 12.18　患者术后红外热成像图。

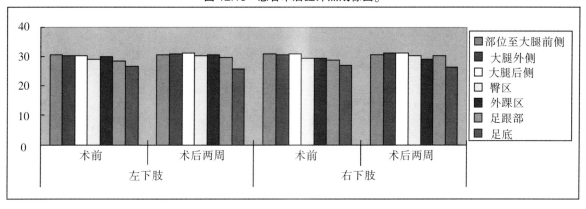

图 12.19　左右侧下肢不同部位手术前后温度变化图。

检查能迅速、客观、灵敏地反应腰椎间盘突出对脊神经功能的影响,结合其无创、费用低廉的特点,可作为腰椎间盘突出症手术治疗前后的客观评价指标。

四、腰椎间盘突出症射频消融术联合臭氧治疗

(一)L4/5 间盘射频靶点联合臭氧介入治疗

患者师某,女性,57 岁。主因腰痛 1 个月余,加重伴右下肢疼痛麻木半个月。专科检查:腰椎生理曲度变浅;腰椎肌肉紧张,L3/4 棘间至 L5/S1 棘间压痛,右侧旁开 1.5cm 处压痛,并放射至右小腿,右侧梨状肌压痛,放射至右下肢。依据患者症状、体征及影像学均支持腰椎间盘突出症的诊断,L4/5 节段为主,考虑责任靶点明确,予以 L4/5 间盘射频靶点联合臭氧介入治疗。治疗后患者疼痛即刻缓解50%(图 12.20 至图 12.23)。

术后两个月所有症状基本消失(图 12.24)。

(二)L4/5、L5/S1 椎间盘双极射频靶点介入术

患者张某,女,45 岁,主因腰痛伴左下肢酸痛麻木 3 个月余入院。患者 3 个月余前劳累后出现腰部伴左下肢酸痛麻木,经休息后症状未见缓解,曾于当地医院行"针刺、按摩"治疗后症状未见明显缓解,于

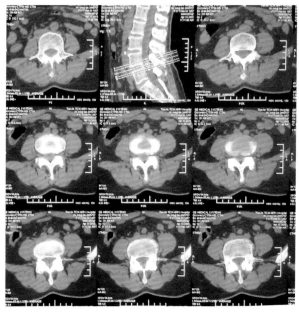

图 12.20　患者师某术前 L4/5 间盘 CT 薄扫。

北京某医院就诊,建议其手术治疗,患者拒绝。今来我院为求进一步系统诊治,由门诊经查以"腰椎间盘突出症"收入院。现:腰部疼痛,活动受限,左下肢酸痛麻木,站立行走时加重,平躺时减轻,二便控制可,时有咳嗽时少量遗尿,纳可,寐尚可,二便调。

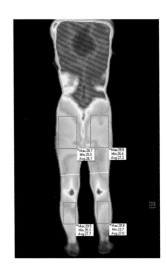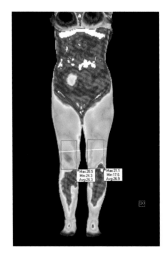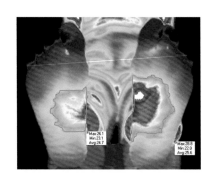

图 12.21   患者师某术前红外热成像图。

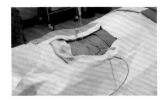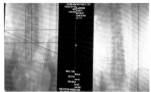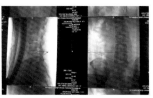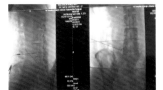

图 12.22   患者师某手术图。

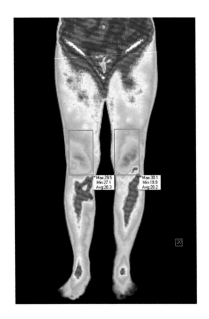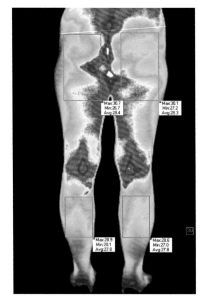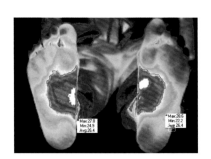

图 12.23   患者师某术后 4 天红外热成像复查图。

查体：腰椎生理曲度变浅；腰椎肌肉紧张，L4/5 棘间至 L5/S1 棘间压痛，左侧旁开 1.5cm 处压痛并放射至左下肢，左侧梨状肌压痛，并无放射痛。鞍区左侧皮肤感觉较对侧减弱，左小腿外侧皮肤感觉较对侧减弱；直腿抬高试验左 65°，右 70°，加强试验左侧阳性、右侧阴性，双"4"字试验阴性，左足踇背伸肌力 IV 级，右足踇背伸肌力 V 级；腰椎活动度：前屈 30°，后伸 5°，左屈 10°，右屈 10°，左旋10°，右旋10°；左膝腱反射、右膝腱反射、左跟腱反射、右跟腱反射对称引出，左巴宾斯基征、右巴宾斯基征未引出。双侧足背动脉搏动可触及，末梢血运好。双侧髌阵挛、踝阵挛未引出。VAS 评分 8 分。

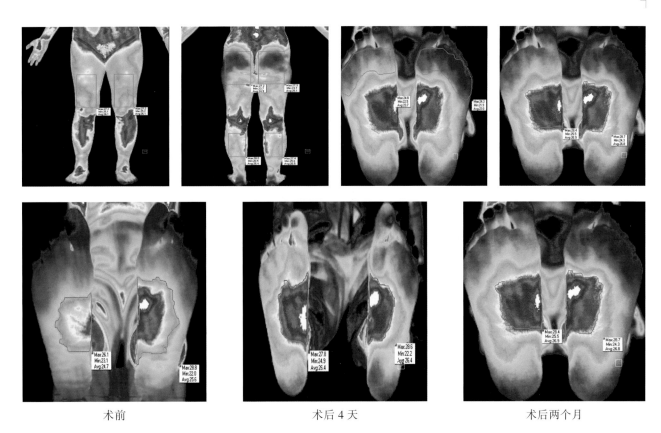

<table>
<tr><td>术前</td><td>术后 4 天</td><td>术后两个月</td></tr>
</table>

图 12.24　患者师某术前及术后红外热成像对比图。

入院检查：血常规、尿常规、便常规均正常。

综合患者症状、体征及影像学资料（图 12.25 和图 12.26），患者责任靶点明确，于局麻下行 L4/5、L5/S1 椎间盘双极射频靶点联合臭氧介入治疗术（图 12.27 至图 12.29）。

五、椎间孔镜技术治疗腰椎间盘突出症

典型病例

王某，男，50 岁，主因间断腰痛 3 年，加重伴左下肢疼痛 3 个月入院。患者因长期从事重体力活动，于 3 年前始发腰部疼痛症状，自行贴敷药物以缓解症状，未系统治疗。3 个月前腰痛症状加重，伴左下肢放射痛，活动受限，平卧时痛甚，疼痛影响睡眠，就诊于某院查腰椎 MR 提示：L4/5 椎间盘突出，相应水平的左侧神经根受压，予以甲钴胺口服、甘露醇及地塞米松静滴治疗，未见好转，门诊以"腰椎间盘突出症"收入院。入院时症见：腰痛伴左下肢疼痛，行走活动受限，疼痛影响睡眠，纳可，二便调。入院查体：腰椎生理曲度变浅，腰椎侧弯，凸面向左；腰部肌肉紧张，L4/5 棘间至 L5/S1 棘间压痛，L4/5 棘间左侧

旁开 1.5cm 处压痛，伴有放射痛，放射至左大腿，左侧梨状肌压痛。左侧鞍区皮肤感觉减弱；左大腿内侧及外侧、左小腿外侧、足背部皮肤感觉减弱；仰卧挺腹试验阳性，俯卧背伸试验阳性，直腿抬高试验左 30°，直腿抬高试验右 70°，加强试验左侧阳性、加强试验右侧阴性，左、右"4"字试验阴性，左足踇背伸肌力 Ⅳ 级，右足踇背伸肌力 Ⅴ 级；左踝背伸肌力 Ⅴ⁻级，右踝背伸肌力 Ⅴ 级；腰椎活动度：前屈 30°，后伸 5°，左屈 10°，右屈 10°，左旋 20°，右旋 20°；左膝腱反射、左跟腱反射减弱，病理反射阴性。双侧足背动脉搏动可触及，末梢血运好。VAS 评分 8 分。腰椎 MR（2015 年 8 月 17 日外院）提示：腰椎生理曲度变直，腰 4/5 椎间盘左后突出，继发 L4/5 左侧椎间孔狭窄，相应水平神经根受压。结合患者症状体征，入院诊断为腰椎间盘突出症（L4/5）。影像资料见图 12.30 至图 12.33。

干预手段

完善检查后，患者症状、体征与影像学表现相符，L4/5 椎间盘左后突出，神经根受压明显，继发椎间孔狭窄，红外热成像提示左下肢较右侧低温差，手

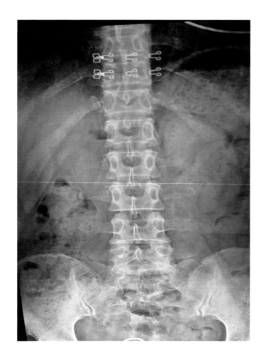
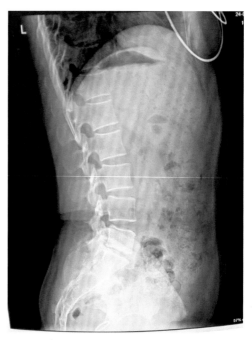

图 12.25　正侧位诊断意见:腰椎骨质增生、L4/5、L5/S1 椎间盘退变。

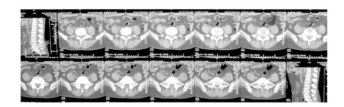
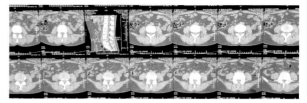

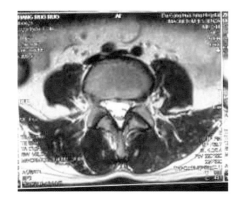

图 12.26　L4–S1 间盘变性,L5/S1 椎间盘左后脱出、L5/S1 左侧椎间孔、侧隐窝狭窄,L5、S1 椎体缘终板软骨炎。

术指征明确,无明显手术禁忌,建议在局麻经皮椎间孔镜下行 L4/5 椎间盘摘除、神经通道松解术（图 12.34）,术后予补液、营养神经药物及中药汤剂(复元活血汤加减)治疗。术后当天患者疼痛明显减轻,即开始倒蹬训练,术后第 2 天,患者佩戴腰部支具下床活动。

术后 4 周复查,患者腰痛及左下肢疼痛基本消失,腰部仍有轻微酸痛感,VAS 评分 2.4 分。术后复查红外热成像示双下肢温差近乎对称(图 12.35)。

分析

本病例中,患者 L4/5 椎间盘左后突出,相应水平神经根受压明显,椎间孔继发性狭窄,患者腰痛病并伴有左下肢疼痛,平卧时痛甚,严重影响患者的生活;体格检查中,受累神经支配区的皮肤感觉、肌力、腱反射均明显受累,影像资料与患者的症状体征相符,且红外热成像所示:左下肢较右下肢明显低温

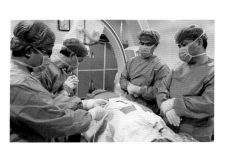
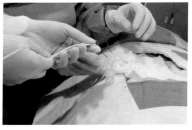
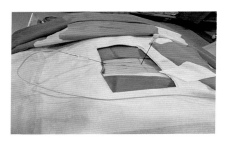

射频介入术

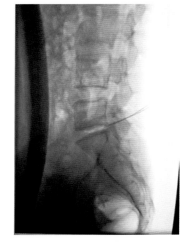
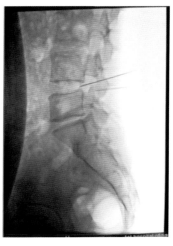
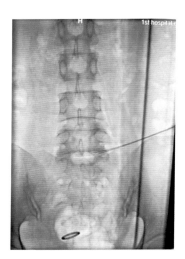

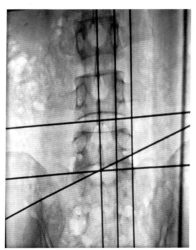
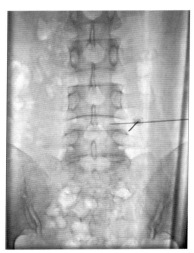

穿刺部位定位影像

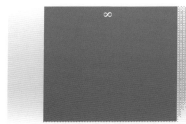
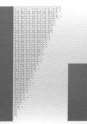
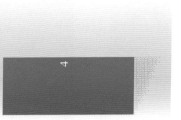

术前　　　　　　　　　术后第 1 天

VAS 对比

图 12.27　患者手术操作图及手术前后 VAS 对比。（待续）

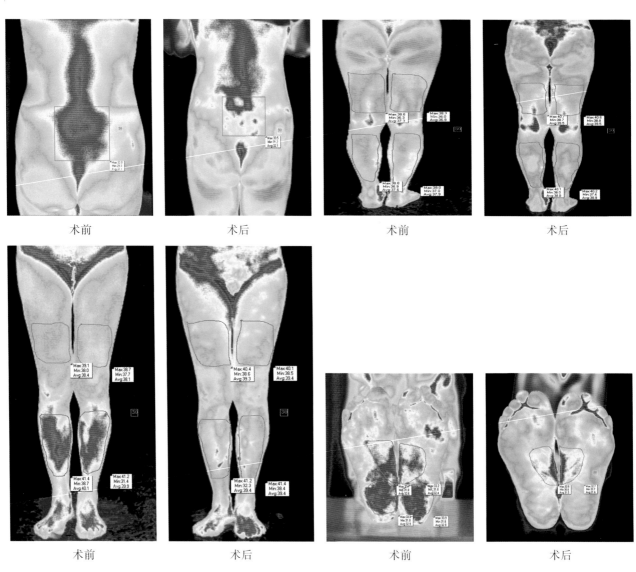

术前　　　术后　　　术前　　　术后

术前　　　术后　　　术前　　　术后

图 12.28　患者术前术后红外热成像图。

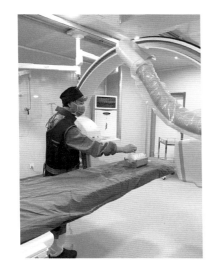
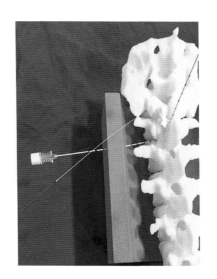
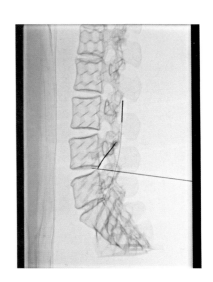

图 12.29　3D 打印指导下实物建模与针刺介入靶位成像研究。

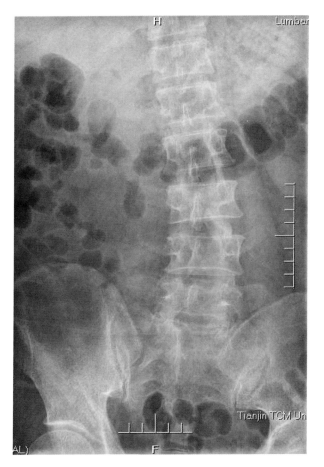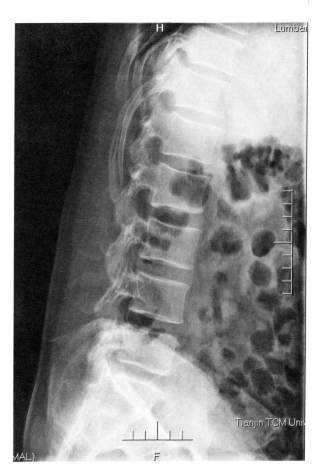

图 12.30 术前腰椎 X 线片。

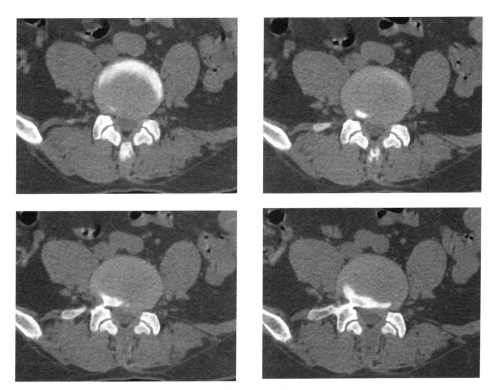

图 12.31 术前腰椎 CT 平扫(L4/5)。

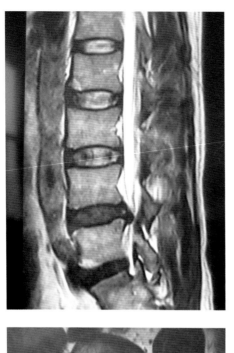
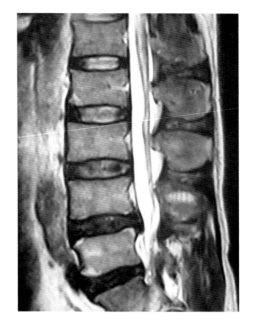
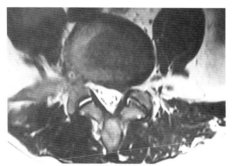
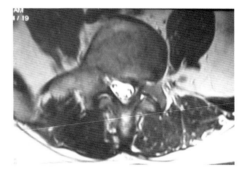

图 12.32　术前腰椎 MR 平扫。

差,与受累节段神经支配区域相符。予营养神经、脱水药物干预后,患者症状未见明显缓解,手术指征明确,且无明显手术禁忌,宜手术治疗,摘除突出的髓核组织,解除神经根的滞压,防治神经功能的进一步受损。

椎间孔镜技术是脊柱内镜技术的又一次飞跃,其在局麻下,经椎间孔安全三角入路,在内镜直视下完成突出髓核组织的摘除及神经通道的松解。术中出血少,一般在 2~10mL,不需要较多剥离软组织,对脊柱骨性结构干扰极小,对椎管内机构干扰小,减少术中、术后并发症的发生。患者术后恢复时间短,术后 6 小时即可下床,并开始倒蹬训练,防止神经粘连,配合活血化瘀止痛中药及营养神经药物,综合治疗,促进神经功能恢复。术后红外复查,腰部正直,双下肢温差几乎相同,神经功能逐渐恢复。

六、射频消融联合臭氧注射治疗腰椎间盘突出症及强直性脊柱炎

基本情况

患者:耿某,女性,47 岁,负重弯腰时诱发腰骶部疼痛活动受限及左下肢酸麻感 5 天,专科检查:腰椎生理曲度变浅;腰椎肌肉紧张,L4/5 棘间至 L5/S1 左侧旁开 1.5cm 处压痛,向臀部放射,双侧骶髂关节均有压痛,右侧较甚;双侧梨状肌无压痛。鞍区及双下肢皮肤感觉无明显减弱,直腿抬高试验左 60°,加强试验阳性,直腿抬高试验右 70°,加强试验阴性,左“4”字试验阳性,右“4”字试验阳性,左足拇背伸肌力 V 级,右足拇背伸肌力 V 级;左膝腱反射、右膝腱反射、左跟腱反射、右跟腱反射对称引出,左巴宾斯基征、右巴宾斯基征未引出。左霍夫曼征阳性,右霍夫曼征阴性。双侧足背动脉搏动可触及,末梢血运

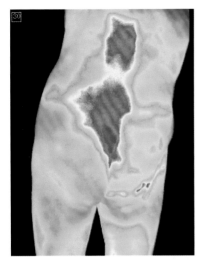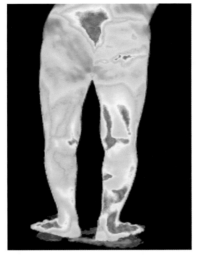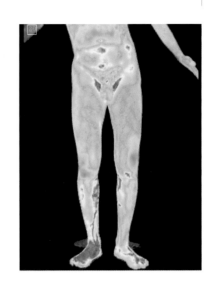

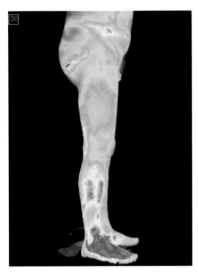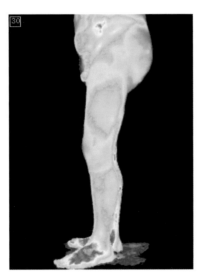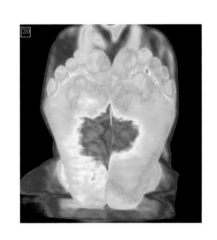

图 12.33　术前红外热成像图。

好。双侧髌阵挛、踝阵挛均未引出。VAS 评分6 分。患者入院后行腰椎 X 线片(图 12.36)、腰椎MRI、腰骶及双下肢部位红外热成像、风湿四项、人类白细胞抗原B27 等检查。结果显示：人类白细胞抗原 B27 测定：阳性。考虑强直性脊柱炎；风湿四项：正常；腰椎正侧位+腰椎过伸、过曲位+腰椎左斜位+腰椎右斜位：腰椎骨质增生，腰椎生理曲变直；腰椎CT：未提示椎间盘钙化(图 12.37)；腰椎 MR 平扫：L5/S1 椎间盘突出(图 12.38)；红外热成像提示：①右骶髂关节处较对侧高温差；②左足底较对侧温差低（图12.39）。结合患者的症状、体征、影像资料及红外热成像，考虑诊断为：①腰椎间盘突出症(L5/S1)；②疑为强直性脊柱炎(早期)。

治疗经过

患者入院后完善相关理化检查及影像学检查，

予以患者行 L5/S1 椎间盘及双侧骶髂关节射频消融联合臭氧注射治疗（图 12.40），术前术后行中医热敷、熏蒸等理疗及口服中药汤剂(复原活血汤加减)治疗，术中留取影像资料，术后复查腰骶部及双下肢红外热成像(图 12.41)显示：①双侧骶髂关节基本等温差；②双足底基本等温差。治疗后，患者 VAS 评分2 分，左下肢酸麻感消失。

分析

腰椎间盘突出症是指腰椎的纤维环破裂和髓核突出刺激和压迫相应水平神经根所引起的一系列症状和体征，主要表现为腰部疼痛伴下肢的疼痛及麻木。所以在诊断腰椎间盘突出症时，影像学检查是必不可少的。

此病例中，患者腰椎正侧位、过伸过屈位及左右斜位 X 线片中未发现腰椎峡部不连及腰椎失稳，对

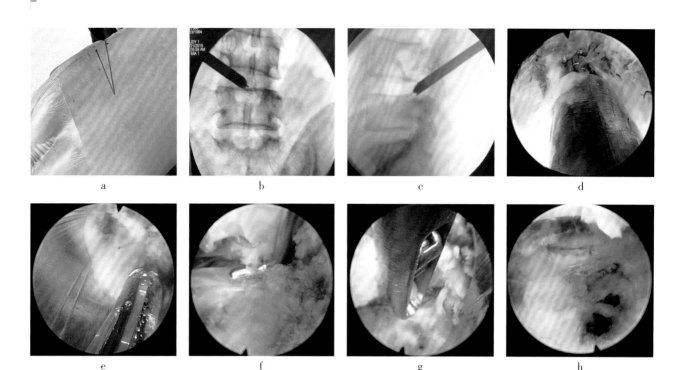

图 12.34　**手术过程**。(a)体表定位;(b、c)置入通道;(d)摘除蓝染的髓核组织;(e)双极射频止血;(f)术中神经探子探查;(g)黄韧带摘除;(h)显露的硬膜囊。

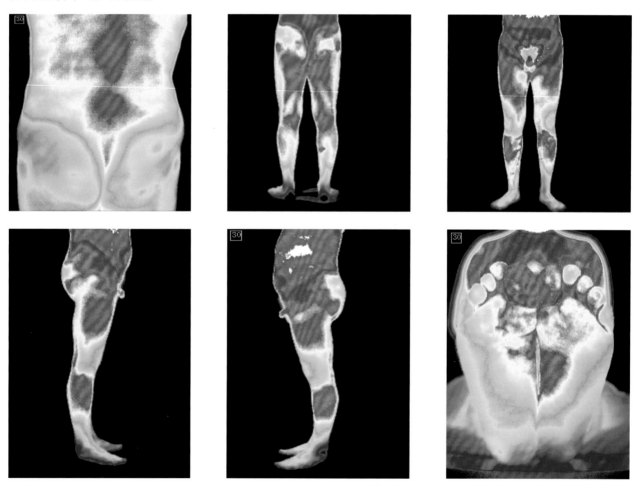

图 12.35　术后红外热成像图。

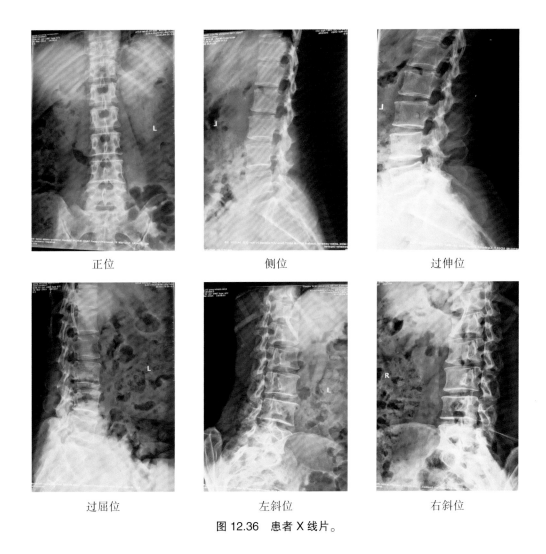

正位　　　　　　　　侧位　　　　　　　　过伸位

过屈位　　　　　　　左斜位　　　　　　　右斜位

图 12.36　患者 X 线片。

椎体结构及其周围的异常，起到了辅助诊断作用。腰椎CT 未发现突出椎间盘钙化现象，腰椎 MRI 显示 L5/S1 椎间盘突出较明显，对腰椎间盘突出症的诊断起到决定性作用。但是腰椎周围软组织的病变、功能状态及神经调节的影响，则无能为力，所以这也许是导致功能影像学应运而生的必然要求和趋势。红外热成像技术是通过探测并成像记录人体生物红外辐射能所反应的身体体表温度的一种方便、快捷、直观、无辐射、无损伤的功能影像检查方法，是一种以功能影像诊断为主的检测技术，可以弥补结构影像学检查 CT、MRI 对机体自身状态，病变程度评估不全的局限性问题。当腰椎间盘突出时，腰椎结构改变，不仅会刺激或损伤运动及感觉神经，而且会改变自主神经功能，所以神经根受到刺激时，相应的交感神经亦受刺激，所支配区域体表血管收缩，导致皮肤温度降低，故出现较对侧低温差。

此病例中红外热成像显示左足底较对侧温差减低，此区域为 S1 神经支配区域，所以再结合患者的症状、体征，患者左下肢酸麻感的责任间盘为 L5/S1 椎间盘，故予患者行 L5/S1 椎间盘射频消融联合臭氧注射治疗，并再次结合患者的腰椎 MRI 影像，此突出间盘位于椎间盘Ⅲ层、2 区至 3 区、a 域的三维空间内，解剖学上 S1 神经的出口根正通过此区域，术中影像显示定位准确，所以靶点射频联合臭氧注射治疗，患者左下肢酸麻感消失，术后红外热成像显示双足底基本等温差。

红外热成像图客观地显示出了病变的部位及区域，所以此技术在腰椎间盘突出症的辅助诊断中具有重要价值，可以作为腰椎间盘突出症的一项客观的检查指标。

强直性脊柱炎（ankylosing spondyulitis，AS）是一种以中轴关节慢性炎症为主的全身性疾病。其病因不明，与感染、免疫和遗传因素有关。病变主要累及骶髂关节。对于强直性脊柱炎的诊断标准，目前采

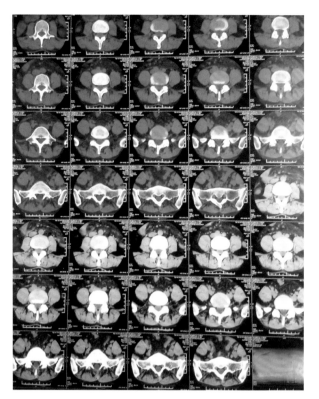

图 12.37　患者腰椎 CT 影像图。

用 1984 年修订的纽约标准:①下腰痛持续至少 3 个月,休息不能缓解,活动后可缓解;②腰椎在前后及侧屈方向活动受限;③胸廓活动度较同年龄、性别的正常人减少;④单侧≥3 级或双侧≥2 级骶髂关节炎。确认标准:具备第④条并符合第①~③条中至少 1 条可确认 AS。此类患者类风湿因子一般为阴性,90%~95%以上患者 HLA-B27 阳性。

此病例中,患者双侧骶髂关节压痛,HLA-B27 阳性,术前红外热成像显示右骶髂关节处温差较对侧高,所以可疑强直性脊柱炎。红外热成像技术属于功能性影像学检查的范畴,首先可以根据人体体表温度变化清晰地反映机体组织代谢、神经功能和血液循环发生的改变,通过对人体温度分布变化的测量,转化为可靠的人体温度梯度红外图,据此可判断病灶的部位和大小,对疾病的定位诊断具有重要意义。其次由于无菌性炎症刺激及水肿组织局部的致痛物质增多,表现为局部疼痛,亦可表达为异常热区,所以可以有助于提高对疾病治疗的有效性及准

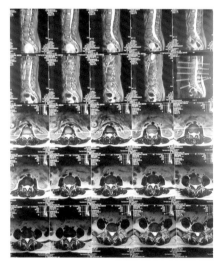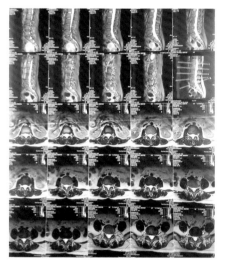

腰椎 MRI

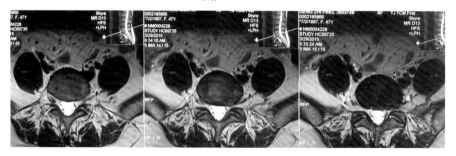

腰椎 MRI(L5/S1)

图 12.38　患者腰椎 MRI 影像图。

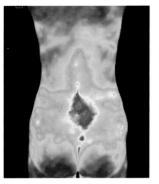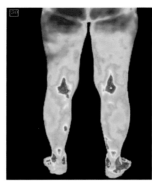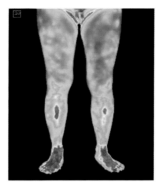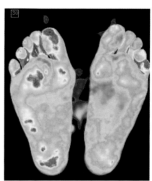

图 12.39 患者术前腰骶部及双下肢红外热成像图。

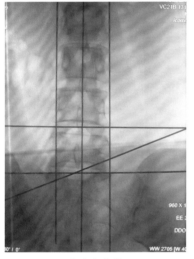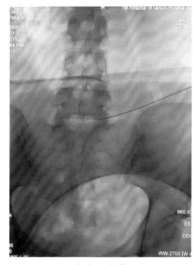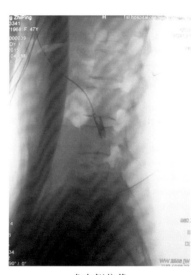

术中定位像　　　　　　　　　　术中正位像　　　　　　　　　　术中侧位像

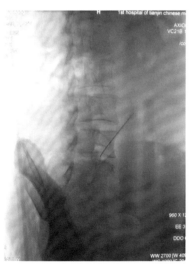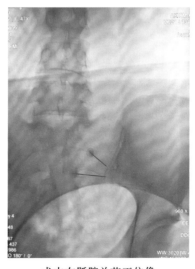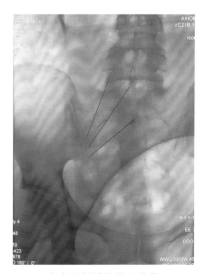

术中斜位像　　　　　　术中右骶髂关节正位像　　　　　术中左骶髂关节正位像

图 12.40 患者术中图像。

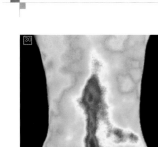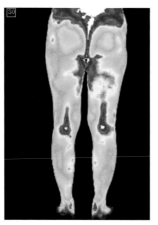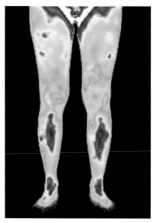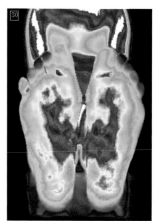

图 12.41　患者术后腰骶部及双下肢红外热成像图。

确性,同时也是判断疗效的良好手段。

此病例中,患者双侧骶髂关节下 1/3 处压痛,予患者行双侧骶髂关节射频联合臭氧注射治疗,术中影像显示定位准确,术后红外热成像显示双侧骶髂关节等温差,VAS 评分 2 分。

七、腰椎手术失败综合征的中药联合针刺治疗

腰椎手术失败综合征 (failed back surgery syndrome,FBSS)是指在腰椎手术后仍残存相应的症状和体征,或比术前加重,或虽有暂时缓解而后又出现症状甚至加重,或术前无症状的部位出现了新症状。目前关于该病的治疗有手术治疗和非手术治疗。

临床表现

患者,男,74 岁,主因腰部疼痛两年余,左下肢酸沉乏力近两个月入院。患者于两年前出现腰痛,左下肢疼痛,左足下垂,未予系统治疗,后症状反复发作,并于 1 年半前出现症状加重,后至天津某西医三甲医院就诊,经查诊断为"腰椎管狭窄症",予行腰椎椎板减压钢板螺钉内固定术,后左下肢疼痛较前缓解,左足下垂症状未改善,近两个月前出现左下肢酸沉乏力,后至我科住院治疗,予以针灸等治疗后症状较前缓解,近一周出现腰部疼痛加重,为求进一步系统诊疗,于今日由门诊以"腰椎管狭窄症"收入我科。入院时患者症见:腰部疼痛,腰部活动受限,左下肢酸沉乏力,左足下垂,偶有左小腿疼痛,时有左下肢皮肤灼热感,情志焦虑,不能久立久行,间歇性跛行,最多可行 250 米,纳食好,睡眠正常,大便干,小便调。

既往慢性胃炎 5 个月,经治好转,现无明显胃脘部不适等症状;高血压病 10 年,现口服自备药长期(外购)施慧达(苯磺酸左旋氨氯地平片),1 片(2.5mg)口服 1 次/日,目前病情稳定。

专科检查

腰椎生理曲度变浅,腰椎肌肉紧张,L3/4-L5/S1 棘间左侧旁开 1.5cm 处压痛,无明显放射痛,左梨状肌压痛,紧张试验阴性,左足及鞍区皮肤感觉减退,左"4"字试验阴性,右"4"字试验阴性,直腿抬高试验左 70°,直腿抬高试验右 70°,加强试验左侧阴性,加强试验右侧阴性,双足踇指背伸力左侧Ⅲ级右侧Ⅴ⁻级、跖屈力左侧Ⅳ级右侧Ⅴ⁻级,双腓肠肌肌力左侧Ⅳ级右侧Ⅴ⁻级,双胫前肌力左侧Ⅲ级右侧Ⅴ⁻级;腰椎活动度:前屈 30°,后伸 5°,左屈 5°,右屈 5°,左旋 5°,右旋 5°,双膝腱反射及双跟腱反射未引出,双巴征阴性,视觉模拟评分法为 6 分。

辅助检查

腰椎正侧位片(2015 年 4 月本院):腰椎术后改变,腰椎退行性改变(图 12.42)。

腰椎正侧位+左右斜位诊断意见(2015 年 9 月本院):①腰椎退行性骨关节病,下腰椎内固定术后改变,多发腰椎间盘退变,腰椎骨质疏松;②骨盆骨质疏松。

红外热成像检查(2015 年 9 月本院):左小腿后外侧低温差,左足底温差低。

肌电图(2015 年 9 月 7 日外院):左下肢神经原性损伤(L5 可能性大)。

腰椎高清晰螺旋 CT 平扫诊断意见(2015 年 9 月本院):①腰椎术后改变,腰骶部移行椎(考虑腰椎骶化?);②腰椎骨质增生、骨质疏松、部分椎小关节

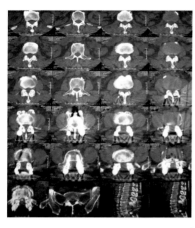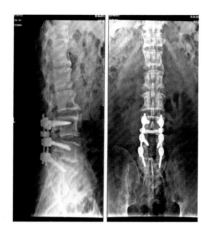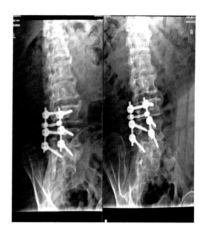

图 12.42 腰椎 CT 及 X 线片提示:L4/5、L5/S1 椎板减压椎弓根螺钉内固定术。

退变;③考虑 L5 椎体上后缘软骨结节;④L1/2-L4/5 椎间盘膨出(继发相应水平椎间孔狭窄);⑤L4/5 椎间盘积气;⑥右肾盂区点状致密斑(请结合相关检查)(图 12.42)。

入院诊断:

中医诊断:腰痹病。

证型诊断:肝肾亏虚证。

西医诊断:腰椎管狭窄症,腰椎椎板减压术后,左腓总神经瘫,高血压病,慢性胃炎。

干预手段

口服补阳还五汤加减联合针刺治以益气活血通络止痛两周。

中药方剂

生黄芪 30g,石斛 15g,白芍 15g,牛膝 15g,北沙参 15g,羌活 10g,独活 10g,当归 10g,川芎 10g,生地黄 10g,鸡血藤 10g,地龙 6g,熟大黄 10g,三七 0.5g,2 袋,共 14 服,水煎服,日一剂。

针刺选穴

肾俞(双)、大肠俞(双)、关元俞(双)、殷门(左)、承山(左)、足三里(左)、委中(左)、环跳(左)、承扶(左)等。治则:舒筋活血,治法:平补平泄,留针 20 分钟。

治疗前,左小腿后侧、外侧、前侧、足底较对侧温差低;治疗后,左小腿后侧、外侧、前侧、足底对温差变化较治疗前改善(图 12.43)。

出院时情况

患者腰部疼痛减轻,活动受限好转,左下肢酸沉乏力改善,左足下垂减轻,间歇性跛行好转,最多可行 500 米,纳食好,睡眠正常,二便调。

查体

腰椎肌肉略紧张,L3/4-L5/S1 棘间左侧旁开 1.5cm 处压痛减轻,无明显放射痛,左梨状肌压痛减轻,紧张试验阴性,左足及鞍区皮肤感觉减退,左"4"字试验阴性、右"4"字试验阴性,直腿抬高试验左 70°,直腿抬高试验右 70°,加强试验左侧阴性,加强试验右侧阴性, 双足姆指背伸力左侧Ⅲ⁺级右侧Ⅴ⁻级,跖屈力左侧Ⅳ级右侧Ⅴ⁻级,双腓肠肌肌力左侧Ⅳ级右侧Ⅴ⁻级,双胫前肌肌力左侧Ⅲ⁺级右侧Ⅴ⁻级,腰椎活动度:前屈 35°,后伸 5°,左屈 5°,右屈 5°,左旋 10°,右旋 10°,双膝腱反射及双跟腱反射未引出,双巴征阴性,VAS 评分为 3 分。

分析

腰椎手术失败综合征 (failed back surgery syndrome,FBSS)在腰椎手术后病人中发生率高达 10%~40%。面对这样的患者,临床上面临着再手术与非手术的选择,手术翻修具有高风险、并发症高,本例患者采用辨证口服中药及针刺治疗。通过治疗前后红外热成像检查的变化及体征的改善, 可以肯定患者神经功能恢复情况, 得出该患者应用补阳还五汤出自清代王清任著《医林改错》一书。由黄芪、赤芍、川芎、当归、地龙、桃仁、红花七味药组成。方中重用黄芪补气,与活血化瘀药配伍,功在益气活血,主治气虚血瘀之中风。现代研究发现其具有调节神经元基因表达影响神经功能的修复。

八、双针入路椎间盘射频靶点联合臭氧介入治疗

患者韩某,女,53 岁,主诉:腰痛伴右臀部、右下肢疼痛麻木两个月余。患者两个月前劳累后出现腰

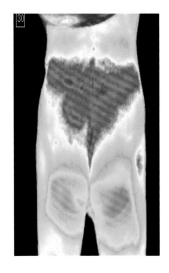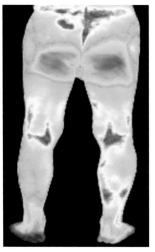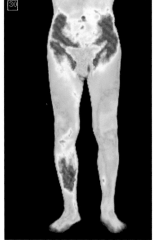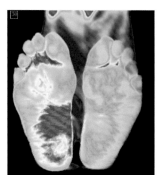

治疗前

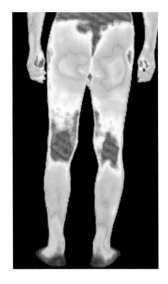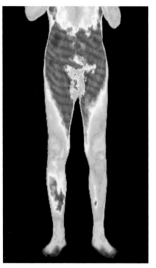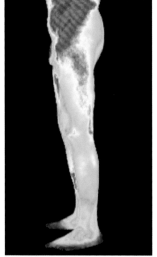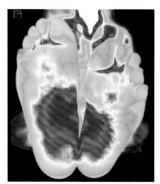

治疗后

图 12.43 患者治疗前后红外热成像对比图。

痛伴右臀部、右下肢疼痛麻木,经休息后症状未见缓解,于 2015 年 8 月 29 日来本科室住院诊治,入院期间查腰椎 MR 提示"L4/5、L5/S1 椎间盘后突出继发相应水平椎管及两侧椎间孔狭窄,L4-5 水平硬膜外软组织影明显增厚",患者症状较重,建议开放手术治疗,患者拒绝要求保守治疗,经治症状略缓解,今为求进一步诊治,由门诊经查以"腰椎间盘突出症"收入院。现:腰部疼痛,活动受限,右臀部疼痛、右小腿后外侧疼痛、右足背足底麻木,不能站立行走,翻身困难,疼痛影响睡眠,纳可,寐差,二便调。左膝关节骨性关节炎病史两年余。现左膝关节略肿胀,活动可。查体:腰椎生理曲度变浅;腰椎肌肉紧张,L3/4 棘间至 L5/S1 棘间压痛, 右侧旁开 1.5cm 处压痛并

放射至右下肢,右侧梨状肌压痛,并无放射痛。鞍区皮肤感觉无明显减弱,左足底及足背皮肤感觉减退;直腿抬高试验右 50°,左 70°,加强试验右侧阳性、加强试验左侧阴性,双"4"字试验阴性,足踇背伸肌力右侧 Ⅳ 级、左侧 Ⅴ 级;腰椎活动度:前屈 35°,后伸 5°,左屈 10°,右屈 10°,左旋 15°,右旋 15°;左膝腱反射、右膝腱反射、左跟腱反射、右跟腱反射对称引出,左巴宾斯基征、右巴宾斯基征未引出。双侧足背动脉搏动可触及,末梢血运好。双侧髌阵挛、踝阵挛未引出。VAS 评分 7 分。

辅助检查

2015 年 7 月 4 日本院腰椎正侧位片诊断意见:①腰椎退行性骨关节病、失稳;②多发腰椎间盘退

变。

2015 年 08 月 31 日本院腰椎 MR：①腰椎轻度骨质增生；②L4 椎体下缘及 L5 椎体上缘许莫结节，L4/5 相邻椎体缘终板炎；③L1/2–L5/S1 椎间盘退变；④L1/2–L5/S1 椎间盘膨出，L4/5、L5/S1 椎间盘后突出，继发相应水平椎管及两侧椎间孔狭窄；⑤L4–5 水平硬膜外软组织影明显增厚(图 12.44)。

入院诊断

中医诊断：腰痹病。

证型诊断：气滞血瘀证。

西医诊断：腰椎间盘突出症。

术后(治疗过程见图 12.46 和图 12.47)两天患者腰部疼痛减轻，右臀部疼痛、右小腿后外侧疼痛基本消失，右足背足底麻木改善，纳可，寐可，二便调。VAS 评分 2 分。治疗前后红外热成像图见图 12.45 和图 12.48。

九、十年追访腰椎管狭窄症

患者，蔡某，女，74 岁，主诉腰部疼痛，活动受限 7 天。追溯病史，患者 2004 年 3 月主因腰痛伴左下肢疼痛麻木于本院住院。笔者回忆，当时患者症状较重，左下肢痛觉敏感，周围环境变化都可以诱发痛，已经考虑是否具有手术适应证，而进行手术。后经过慎重考虑，试行保守治疗。结果保守治疗后症状逐渐消失，多年未再发作。患者 7 天前因劳累后出现腰痛，活动受限，久站久立后症状加重，侧躺时

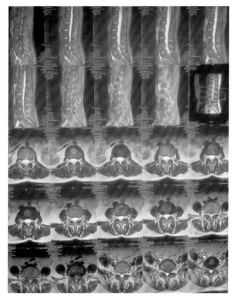
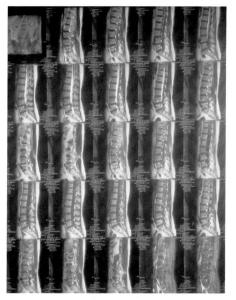
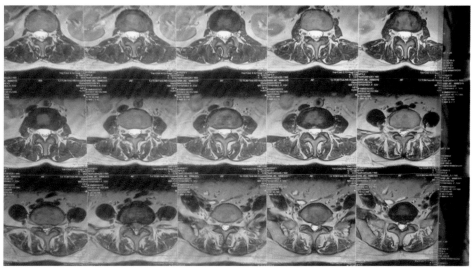

图 12.44　患者腰椎 MR 图。

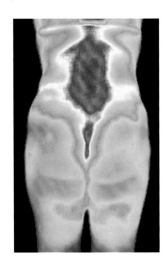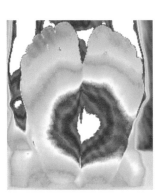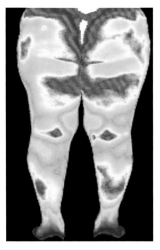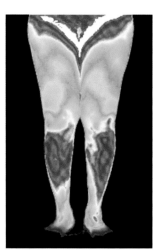

图 12.45 患者治疗前红外热成像图。

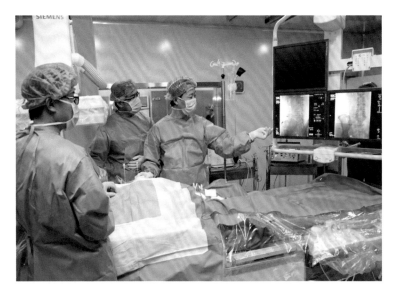

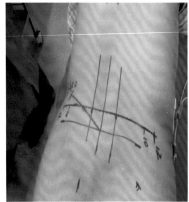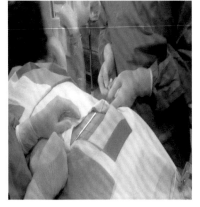

图 12.46 治疗过程：双针入路 L4/5 椎间盘射频靶点联合臭氧介入治疗。

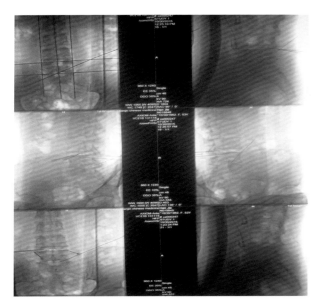

图 12.47　术中定位、穿刺及穿刺成功后影像学可见 L4/5 椎间盘双针入路。

减轻,未行系统治疗。现腰部疼痛,活动受限,无下肢疼痛及麻木,纳欠佳,寐可,舌暗淡苔白腻脉弦。既往颈椎病史 7 年余,曾多次做理疗后症状减轻。类风湿关节炎 50 余年,现未服药治疗。

专科检查:腰椎生理曲度变浅 (X 线片见图 12.50);腰椎肌肉紧张,L3/4 棘间至 L5/S1 棘间压痛,双侧旁开 1.5cm 处压痛,双侧梨状肌压痛,并无放射痛。鞍区及双下肢皮肤感觉无明显减弱;直腿抬高试验均 70°,加强试验均阴性,双 "4" 字试验阴性,双足踇背伸肌力 V 级;腰椎活动度:前屈 30°,后

伸 5°,左屈 10°,右屈 10°,左旋 10°,右旋 10°;左膝腱反射、右膝腱反射、左跟腱反射、右跟腱反射对称引出,左巴宾斯基征、右巴宾斯基征未引出。双侧足背动脉搏动可触及,末梢血运好。双侧髌阵挛、踝阵挛未引出。VAS 评分 7 分。

辅助检查:腰椎 MRI。红外热成像(腰,双下肢,足底),见图 12.49 和图 12.51。

入院诊断

中医诊断:腰痹病。

证型诊断:肝肾阴虚证。

西医诊断:腰椎管狭窄症。

腰椎 MRI 示:①腰椎骨质增生,考虑存在骨质疏松,L4 椎体略前滑移;②部分椎体缘许莫结节并终板炎;③L1/2–L5/S1 椎间盘退变;④L1/2–L5/S1 椎间盘膨出,L3/4、L4/5 椎间盘左后突出、L5/S1 椎间盘后突出继发相应水平椎管及两侧椎间孔狭窄。

分析

患者 10 年前因腰椎间盘突出症急性发作于本院治疗,当时患者症状以左下肢疼痛麻木根性症状为重,严重影响生活,经系统保守治疗后症状逐渐缓解并消失,据笔者回忆,患者当时腰椎 MR 提示 L4/5、L5/S1 椎间盘突出,黄韧带增厚,椎管狭窄。7 天前劳累后出现腰痛症状复诊,红外热成像检查未提示明显下肢温差改变,可见腰部局部高温差,提示局部软组织损伤为主。复查腰椎 MR 提示:①腰椎骨质增生,考虑存在骨质疏松,L4 椎体略前滑移;②部分椎

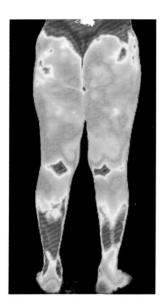
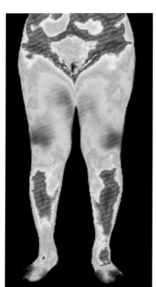
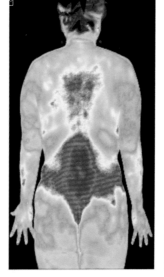
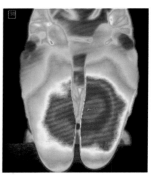

图 12.48　患者红外热成像像复查图。

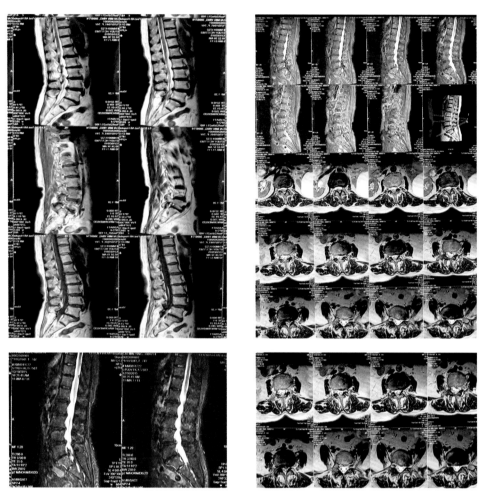

图 12.49　患者 MRI 图像。

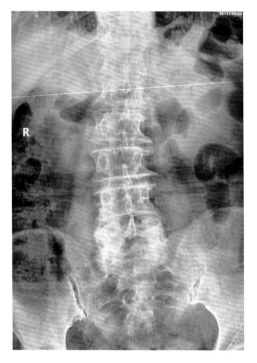

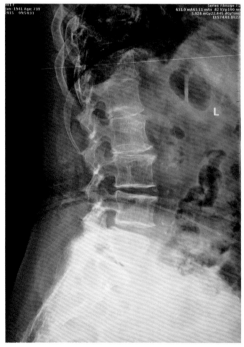

图 12.50　患者腰椎 X 线片。

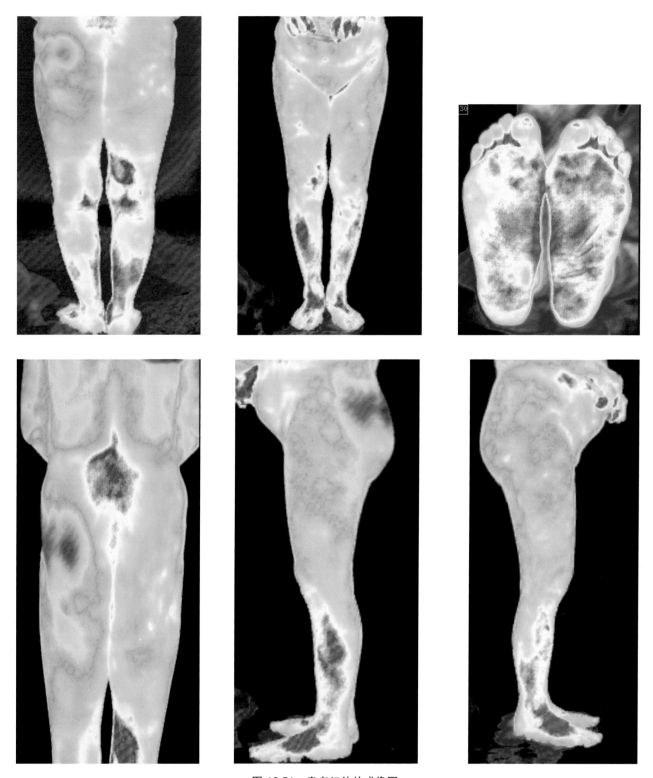

图 12.51 患者红外热成像图。

体缘许莫结节合并终板炎；③L1/2–L5/S1 椎间盘退变；④L1/2–L5/S1 椎间盘膨出，L3/4、L4/5 椎间盘左后突出，L5/S1 椎间盘后突出继发相应水平椎管及两侧椎间孔狭窄。红外热成像图分析患者左臀外侧呈低温差显示，左股外侧温差较低。红外热成像图显示与患者症状体征、影像资料相一致。双足底温差对称分布。本案不足之处在于患者 10 年之前影像学资料丢失，无法与现在的影像学图像对比。

一、病名解析

网球肘（肱骨外上髁炎）是肘关节外侧前臂伸肌起点处肌腱的发炎症状，会引发疼痛。疼痛的产生是由于前臂伸肌重复用力引起的慢性撕拉伤造成的。患者会在用力抓握或提举物体时感到患部疼痛。

二、临床表现

多数发病缓慢，网球肘的症状初期，患者只是感到肘关节外侧酸痛，患者自觉肘关节外上方活动痛，疼痛有时可向上或向下放射，感觉酸胀不适，不愿活动。手不能用力握物、握锹、提壶、拧毛巾、打毛衣等运动可使疼痛加重。一般在肱骨外上髁处有局限性压痛点，有时压痛可向下放散，甚至在伸肌腱上也有轻度压痛及活动痛。局部无红肿，肘关节伸屈不受影响，但前臂旋转活动时可疼痛。严重者伸指、伸腕或执筷动作时即可引起疼痛。有少数患者在阴雨天时自觉疼痛加重。

三、临床诊断

网球肘的诊断主要根据临床表现及查体，主要表现为肘关节外侧的疼痛和压痛，疼痛可沿前臂向手放射，前臂肌肉紧张，肘关节不能完全伸直，肘或腕关节僵硬或活动受限。桡侧腕短伸肌起点即肘关节外上压痛。

四、典型病例

某女性患者，主诉双肘关节外侧疼痛 6 个月。否认外伤史。患者 6 个月前双侧肘关节疼痛，拧毛巾时症状明显。另双侧股外侧疼痛。于北京多家医院诊治，检查相关化验，未见明显异常。曾行局部封闭治疗，口服外用非甾体抗炎药，症状未见明显缓解，遂于我院门诊治疗。查体：双侧肱骨外上髁压痛，双侧 Mill 征(+)，双肘关节屈伸活动可，双上肢皮肤感觉无减退，双上肢肌力 V 级。自带外院双肘关节 MRI 提示：轻度骨质增生。于本院查右肘 X 线片示：右肘骨质增生（图 13.1）。双肘关节红外热成像提示：双肘关节外侧局部高温差改变，提示局部炎症、充血反应（图 13.2）。

拟行双侧肱骨外上髁处的射频针刺联合臭氧注射治疗，双侧股外侧行单级射频针刀联合臭氧注射治疗。右侧肱骨外上髁为例：患者坐位，充分暴露上肢，局部碘附消毒，局麻枪无痛局麻。使用一次性

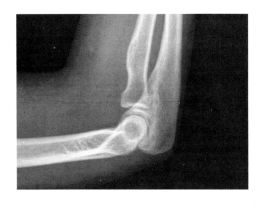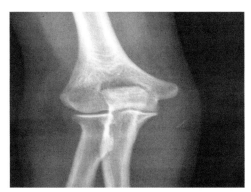

图 13.1　患者右肘关节 X 线片。

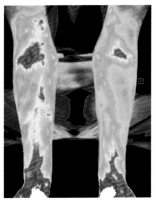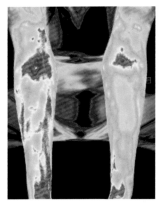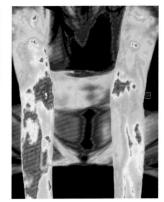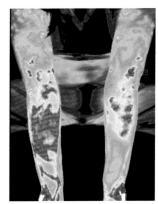

双肘

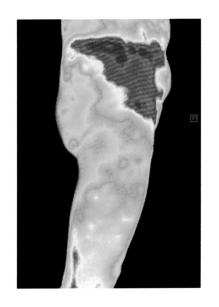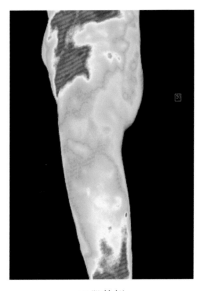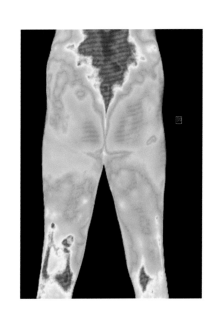

双股外侧

图 13.2　患者治疗前双肘及双股外侧红外热成像图。

绝缘针灸针从肱骨外上髁腕伸肌附着点处进针，连接电极，选用 10W 能量级 5 秒持续时间进行射频镇痛治疗，随后给予浓度 30μg/mL 的臭氧 3mL（图13.3）。

经过治疗后，患者双侧肘关节、双侧股外侧疼痛症状缓解，主要是活动痛减轻，比如患者自觉行走迈步时，双股外侧（阔筋膜张肌）的肌肉张力减轻，牵拉痛较前缓解。治疗后，通过红外热成像图（图13.4）分析得出治疗靶点区域的温差改善，较治疗前的低温差出现了变化，颜色显示由冷色向暖色转变，充分说明经过治疗后，靶点区域的能量转化发生了变化，使局部热能的活动活跃，反过来讲，局部的血液循环、组织代谢、肌肉活动等活跃。本案例的不足之处在于患者经过多家医院的检查、治疗，各项检查均为阴性，对于双侧肘关节、双侧股外侧疼痛出现的原因未确诊，诊断没有明确提示。但是热成像在指导治疗的过程中起到了重要的作用，对于靶点区域的明确遥感，为医者对症治疗提供了可能。对于治疗后的疗效有了说服力。

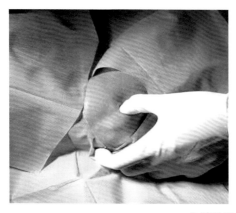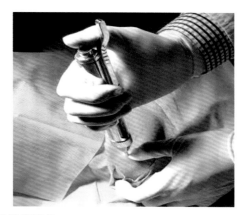

右肘局麻枪无痛局麻

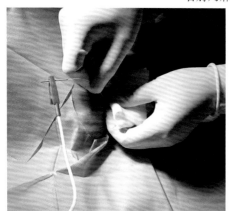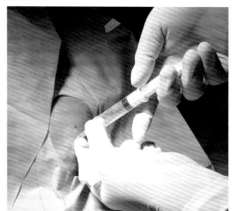

射频针灸联合臭氧

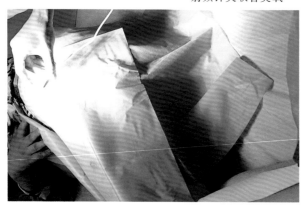

图 13.3　患者手术照片。

左股外侧射频针刀

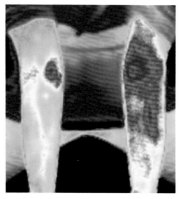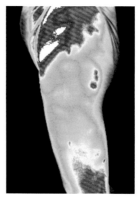

右肘关节治疗后　　　　　　　左股外侧治疗后

图 13.4　患者治疗后红外热成像图。

一、病名解析

第三腰椎是腰椎活动的中心,横突最长,其尖端易受外力影响出现损伤,如因急慢性损伤出现腰痛及下肢疼痛,腰部活动障碍等症状,称为第三腰椎横突综合征。

二、临床表现

腰肌劳损患者中,表现为第三腰椎横突综合征者较多见。临床上,常见 L3、L4 横突尖端也有类似 L3 横突的病变,因此有人将第三腰椎横突综合征归入横突间综合征中。本病多见于体型瘦长的青年人。重要的体征是第三腰椎横突外缘,相当于第三腰椎棘突旁 4cm 处,尤其是瘦长型患者可触到横突尖端并有明显的压痛及局限性肌紧张或肌痉挛。按压时由于第二腰神经分支受刺激而引起放射痛达大腿及膝部。

三、鉴别诊断

与腰椎间盘突出症的鉴别:①本症咳嗽、大笑、打喷嚏时疼痛加重;②压痛点位置不同,本病位于 L3 横突尖端,后者为病椎椎板间隙;③本病少数重症者可出现直腿抬高试验阳性,但加强试验一定为阴性。

四、典型病例

患者田某,男。主诉:腰部疼痛伴左下肢间断疼痛 5 年,加重一周。查体:腰椎生理曲度变浅;腰部肌肉紧张,L4/5 棘间及双侧旁开 1.5cm 压痛,无放射痛,第三腰椎横突左侧压痛,右侧轻压痛;左侧梨状肌压痛,右侧无明显压痛,鞍区皮肤感觉无明显减弱;双下肢皮肤感觉无明显减弱;直腿抬高试验左 70°阴性,加强试验左侧阴性,直腿抬高试验右 70°

阴性,加强试验右侧阴性;"4"字试验左侧阴性,"4"字试验右侧阴性;左足踇背伸肌力 V 级,右足踇背伸肌力 V 级;双侧足背动脉搏动可触及;左膝腱反射、右膝腱反射未引出;左跟腱反射、右跟腱反射对称引出;左髌阵挛、右髌阵挛均未引出;左踝阵挛、右踝阵挛均未引出;左巴宾斯基征、右巴宾斯基征均未引出。VAS 评分 5 分。本院腰椎 X 线检查:腰椎退行性骨关节病,腰椎侧弯,顺列失稳,多发腰椎间盘退变,L4/5、L5/S1 椎小关节退变(图 14.1)。

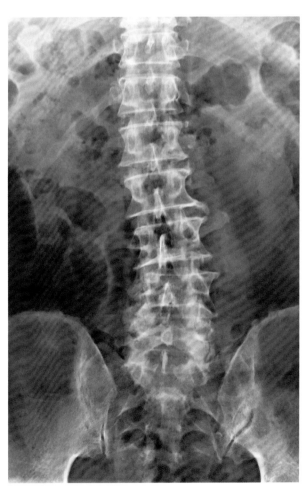

图 14.1 患者腰椎 X 线片。

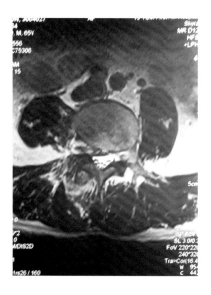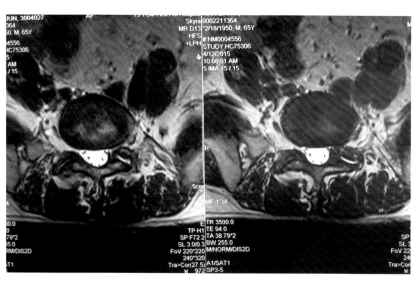

图 14.2 患者腰椎 MRI。

MRI 图示：①腰椎轻度骨质增生,L4 椎体略前滑脱;②L1/2-L5/S1 椎间盘退变;③L2/3-L4/5 椎间盘膨出,L2/3 椎间盘左后突出,L3/4 椎间盘后突出,L4/5 椎间盘右后突出,继发相应水平椎管及两侧椎间孔狭窄(图 14.2)。

治疗前红外热成像图示:腰骶部高温差,椎旁偏左侧温差较对侧高;左臀外侧温差较对侧高(图

14.3)。结合查体及必要辅助检查:明确左侧 L3 横图区域及 L3、4、5 棘上棘间、左侧臀上皮区域为靶点区域。

拟行:左侧 L3 横图、左侧臀上皮射频消融联合臭氧治疗。

本病属于中医"伤筋"的范畴。患病时可为腰部酸痛,也可剧痛,活动受限,严重时影响日常生活及

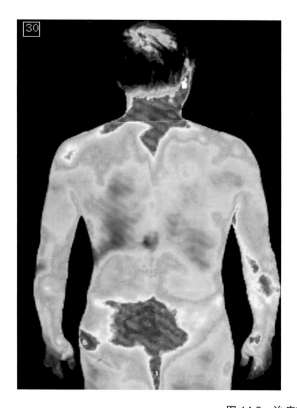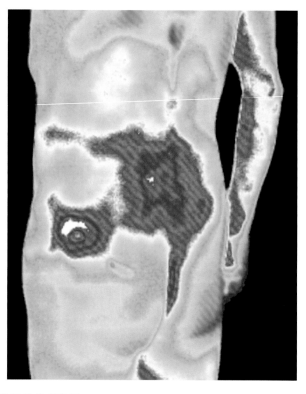

图 14.3 治疗前红外热成像图。

工作。疼痛可达臀部及大腿前方。腰部后仰不痛,向对侧弯腰受限。与腰椎间盘突出症所不同,本病没有下肢症状,小腿外侧、足底没有麻木疼痛、发凉等感觉。红外热成像图可以明确鉴别二者的区别。腰椎间盘突出症患者由于间盘突出,椎旁的交感神经受到刺激,反射性引起患肢神经支配区域血管的收缩,出现冷性坐骨神经痛症状,红外热成像图显示双下肢温差不对称。本病由于局部肌群劳损,病灶局限,通过红外热成像图可以明确靶点区域,腰椎局部(L3、4、5棘上棘间,左侧L3横突区域)温差较高,而双下肢温差基本对称分布。红外热成像图结合临床检查,明确治疗方案拟行左侧L3横突及左侧臀上皮射频消融联合臭氧治疗(图14.4)。由于诊断明确,定位精确,术后患者症状缓解明显。复查红外热成像图示,靶点区域温差较治疗前明显改善,可以直观

地与患者的主观表达结合,明确疗效(图14.5)。L3是腰椎前凸的顶点和腰椎活动的中心,成为腰部活动杠杆的支点,承受压力应最大,而L3横突最长、最宽,尖端肥厚;附着在L3横突的胸腰筋膜前层也最多,成束状。因此,附着于L3横突的软组织,形成了以L3横突为中心,肌肉-筋膜-L2脊神经后外侧支的特殊结构,形成了以L3横图为支点,以肌肉筋膜为弦的动力弓弦系统。而肌肉筋膜所组成的弦系统,因体位的变化、负重的变化、姿势改变使弦的张力与张应力发生动态改变。如果此弦的力学出现偏差,则作为此弓的定点,L3横突则要承担更多的张力刺激,反射性引起弦的张应力改变。肌骨射频消融术可以直接对应力最高点肌群组织进行组织松解,促进局部血液的循环,使整个弦的张力下降,减轻动力系统的应力。

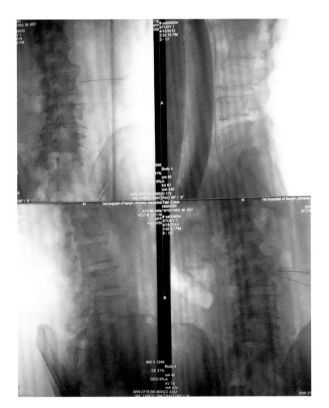
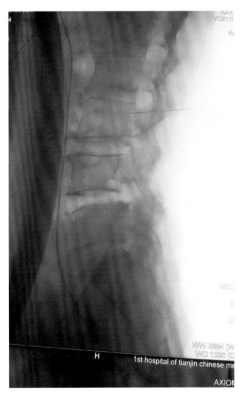

图 14.4　患者术中(DSA 下)。

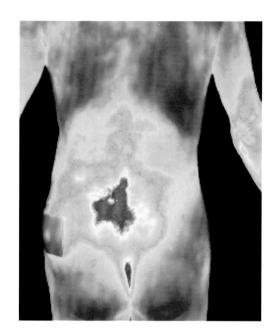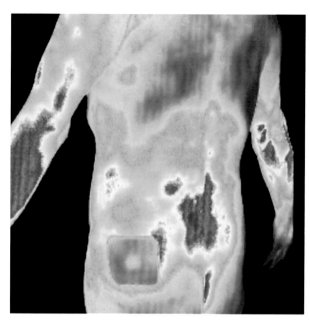

图 14.5　患者治疗后红外热成像图。

第十五章　臀上皮神经卡压综合征

一、病名解析

臀上皮神经由腰 1、2、3 脊神经后支的外侧支构成,在股骨大转子与第三腰椎连线与髂棘处穿出深筋膜,分布于臀部后外侧及大粗隆部皮肤,主要负责这一区域的皮肤感觉。当患者腰骶部出现劳损、受寒凉后,致使臀上皮神经在髂棘下的一段受损伤,并使局部软组织及筋膜充血、水肿、炎性反应而导致粘连,出现臀部,甚至下肢的刺痛、酸痛、撕扯痛等临床表现,又被称为臀上皮神经损伤、臀上皮神经炎、臀上皮神经嵌压等。临床上可见于外伤,寒冷地区及体力劳动患者。

二、临床表现

1.患者多有腰骶部外伤史,受寒凉及劳累史。

2.腰臀部疼痛,可呈撕裂痛、刺痛、酸痛,并向大腿后外侧放射,但疼痛多不超过膝关节。

3. 部分患者可出现臀上皮神经分布区感觉障碍,腰部屈伸活动受限。

4. 查体时可于髂棘中点下方 2~4cm 处触及压痛,并深部可触及条索样隆起,位置局限,并向臀部及大腿后侧放射痛。

5. 患者可伴有腰部疼痛,腰背部肌肉僵硬、痉挛,活动受限表现,病程较长患者可出现臀部肌肉萎缩现象。

6.直腿抬高试验多为阴性,部分患者可呈阳性。

三、临床诊断

1.影像学诊断

多数患者 X 线可无特异性表现,腰椎 CT 或 MRI 检查可见腰椎退行性改变,腰椎间盘突出等表现。

2.封闭试验

如患者疼痛明显, 可试行局部封闭以 2%普鲁卡因 4mL 加强的松龙 12.5mg 封闭,如患者疼痛改善明显,可以辅助诊断为本病。

3.诊断

依据患者外伤或劳累病史,结合腰臀部刺痛、酸痛、撕裂样疼痛, 查体可见髂棘中点下方 2~4cm 处触及压痛,并向下放射,封闭试验阳性,除外腰椎间盘突出症、梨状肌综合征、第三腰椎横突综合征后可诊断为本病。

四、鉴别诊断

1.腰椎间盘突出症

本病多发于青壮年男性, 有腰部劳累及寒凉史,典型患者以腰部疼痛伴下肢放射性疼痛麻木为主症,腰部活动受限,负压增加时(咳嗽、喷嚏)加重,可伴有下肢神经功能分布区的感觉障碍,肌力减弱等表现。腰部可触及压痛,伴下肢放射痛加重,直腿抬高试验阳性,加强试验阳性。腰椎 CT 或 MRI 可见突出间盘组织。

2.梨状肌综合征

多见于青壮年男性,临床可见臀部疼痛,伴下肢放射痛,小腿及足部麻木,臀部局限性压痛向下肢后侧及足部放射。梨状肌综合征是由于梨状肌解剖变异或损伤导致,查体可触及条索状隆起的梨状肌,且梨状肌紧张试验阳性。

3.第三腰椎横突综合征

好发于青壮年,主要症状为腰部疼痛,可出现大腿前侧放射痛,不因腹压增高而加重。查体时可见第三腰椎横突处压痛明显,位置固定。X 线检查可见第三腰椎横突过长。

4.急性腰扭伤

多出现在弯腰搬重物或突然扭转身体时,腰部负重突然增加,出现腰部剧烈的疼痛,活动受限,腰部肌肉僵硬、痉挛,棘上、棘间韧带压痛明显。

五、典型病例

患者陈某某，2015 年 7 月 24 日，主因"腰臀部疼痛 4 天"就诊，未诉明显下肢放射痛及麻木，无明显外伤及诱因。查体见右侧髂棘中点下方 3cm 处压痛，并略伴有臀部放射感，腰 3、4 棘突及右侧旁开 1.5cm 处压痛无放射痛，直腿抬高试验及加强试验阴性，梨状肌紧张试验阴性，下肢皮肤感觉及肌力正常。VAS 评分 5 分。初步诊断考虑"臀上皮神经卡压综合征"。

骨盆正位片报告显示：腰椎骨质增生，骨盆骨质未见明显异常（图 15.1）。腰臀部红外热成像检查显示：右侧髂棘处可见片状高温差，较左侧温差升高，结合查体表现可确诊"臀上皮神经卡压综合征"。

治疗：予以铍针刺络+穴位拔罐，微波射频+中药敷贴治疗 1 次（图 15.2）。

治疗后患者休息 1 小时后复查红外热成像，显示右侧髂棘处片状高温差范围较治疗前减少（图 15.3）。

复查：2015 年 7 月 27 日，患者复诊，查右侧髂棘中点下方 3cm 处压痛较前减轻，臀部放射感消

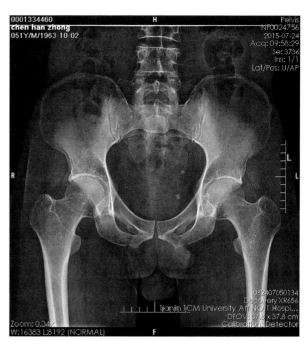

图 15.1　患者骨盆正位片。

失，腰 3、4 棘突及右侧旁开 1.5cm 处压痛较前减弱，VAS 评分 2 分。并予复查红外红外热成像图，可见右侧髂棘处高温差区域基本消失（图 15.4）。

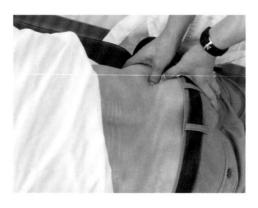
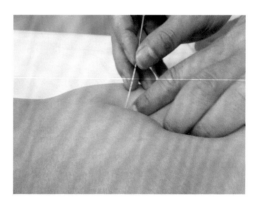
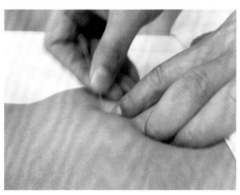
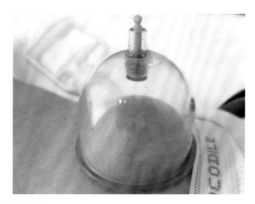

图 15.2　患者治疗图。

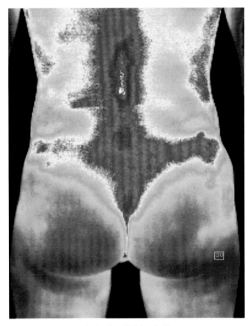

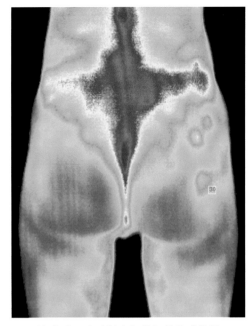

治疗前腰臀部热像 治疗后 1 小时复查红外红外热成像图

图 15.3 患者治疗前后红外热成像图。

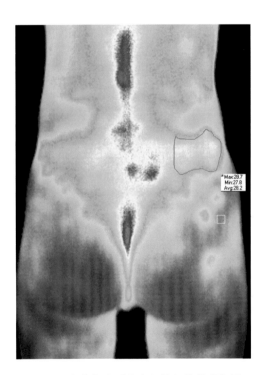

图 15.4 患者复诊时患者红外红外热成像图。

患者自诉疼痛腰臀部疼痛缓解明显，继续予铍针刺络+穴位拔罐，微波射频+中药敷贴治疗 1 次，并加以局部理筋手法治疗后,腰臀部疼痛基本缓解。

分析

本文所涉及患者症状及体征较为典型,利用红外热成像检查,可清楚地观察到患者右侧臀上皮神经走行处的片状高温差区域,提示炎性反应及疼痛的位置所在,在除外其他疾病后,给予针对性的靶点治疗。臀上皮神经卡压综合征多采用局部封闭治疗,效果不好或病情迁延不愈也采取手术治疗,本文中所采取的局部铍针刺络疏通,并穴位拔罐,针对臀上皮神经卡压早、中期患者具有很好的疗效,针刺剥离疏通局部经络,结合穴位拔罐负压吸引作用,刺络祛瘀,达到瘀血去、新血生的效果。

第十六章 强直性脊柱炎

一、病名解析

骶髂关节由骶骨与髂骨的耳状面相对而构成，属微动关节。强直性脊柱炎(ankylosing spondylitis)是一种主要侵犯脊柱，并累及骶髂关节和周围关节的慢性进行性炎性疾病，以两骶髂关节、腰背部反复疼痛为主，初期症状可表现为骶髂关节炎，继而会累及多个关节，患者HLA-B27阳性。

二、临床表现

主要症状表现为反复发作的腰痛，腰骶部僵硬感，间歇性或两侧交替出现腰痛和两侧臀部疼痛，可放射至大腿，无阳性体征，伸直抬腿试验阴性。但直接按压或伸展骶髂关节可引起疼痛。本病临床表现还包括晨僵、黏着感，有筋伸不开的感觉，与类风湿性关节炎不同，其僵硬感时间比较短暂，一般不会超过半小时。随着病情发展，可出现关节周围肌肉痉挛，导致机械性闭锁，引起骶髂关节的功能性障碍。因此，早期诊断、及时治疗对提高患者的生活质量具有重要意义。

三、临床诊断

诊断主要根据临床症状、体征及影像学检查，临床表现是诊断的主要依据，骶骨压迫试验阳性、对抗性髋外展试验阳性；X线检查可作为诊断依据，据其发病程度而出现退行性变的各期表现，由轻至重表现为骶髂关节边缘模糊、软骨下骨质致密，关节间隙变窄直至关节间隙融合。磁共振检查可以用来观察软骨的退行性改变情况，同时可以观察关节积液及软组织情况，有助于诊断。

四、鉴别诊断

类风湿性关节炎。类风湿性关节炎晨僵时间多大于1小时，多累及手足小关节，为对称性，伴有关节肿胀、畸形以及类风湿结节，类风湿因子阳性可以鉴别。

五、典型病例

患者李某，女性，44岁，于4年前无明显原因出现左侧腰骶部疼痛、僵硬感，经休息后症状好转，之后反复发作，1周前劳累后出现腰骶部疼痛症状加重，并牵涉至左臀部，入院查体左侧骶髂关节处压痛，HLA-B27弱阳性性，并予查骨盆正位X线片(图16.1)、红外热成像(图16.2)，结合患者症状体

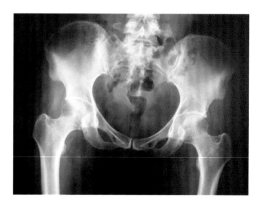

图 16.1　患者 X 线片。

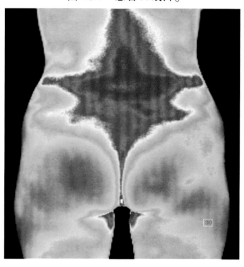

图 16.2　治疗前红外热成像图表现。

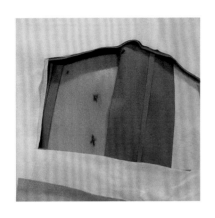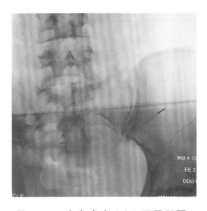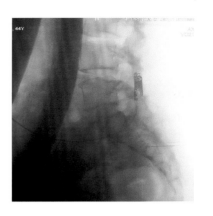

图 16.3　患者术中 DSA 下显示图。

征,诊断为"强直性脊柱炎(左侧)"。

干预手段

予左侧骶髂关节处射频肌骨介入联合臭氧注射治疗,患者俯卧位,胸髂部垫枕约 10cm,常规消毒、铺巾,DSA 机下透视确定病变左侧骶髂关节间隙并做标记,局部麻醉,麻醉满意后,穿刺针刺入左侧骶髂关节,DSA 机下正侧位证实穿刺针头位于左侧骶髂关节处,拔出穿刺针芯,连接电极及机器,监测抗阻,分别进行感觉及运动刺激,确认射频范围内无运动及感觉神经,对病变处进行射频热凝治疗,分别行40℃ 30 秒、50℃、55℃ 60 秒、60℃、65℃ 30 秒射频热凝治疗(图 16.3),治疗满意后局部注射 40ug/mL 浓度臭氧 3mL,拔出电极连同穿刺套管针,无菌敷料

覆盖伤口,患者安返病房。

分析

本病例患侧腰骶部较对侧出现温差,起到了辅助诊断的作用,结合患者症状、体征及影像学检查,可以明确诊断;同时,通过红外热成像检查能很好地观察出疼痛存在的范围,为治疗提供依据。本疾病治疗的目标主要是减轻疼痛、缓解症状,阻止和延缓疾病的发展,改善关节功能,既往疗效的评估主要根据患者的主观感受,此病例根据红外热成像结果直观地反映出病变区域的温差情况,对介入治疗前后进行对比,从而对疗效的评估更加明确。目前,本疾病的治疗分为非药物治疗、药物治疗及手术治疗,本例患者通过射频肌骨介入联合臭氧注射治疗,可显著改善关节周围炎性环境,又避免了药物及手术治疗的并发症,作用迅速、副作用小、疗效确切。

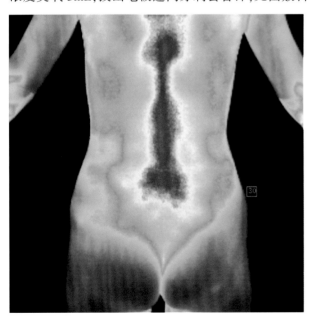

图 16.4　治疗后红外热成像图改变。

患者孙某,弯腰搬物时,诱发腰骶部疼痛3天。活动受限。查体:右侧骶髂关节压痛阳性,左侧骶髂关节轻压痛。患者查体X线片及红外热成像情况见图17.1和图17.2。行美式整脊关节矫正术后,左侧骶髂关节疼痛消失。右侧骶髂关节疼痛略缓解。考虑行射频针刀治疗(图17.3)。

右侧骶髂关节射频针灸治疗,术后第二天患者疼痛症状基本消失(图17.4)。

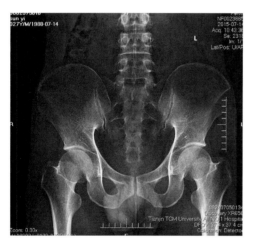
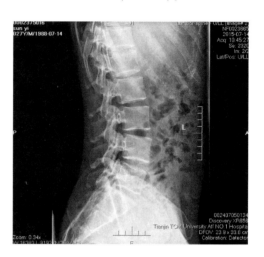

图17.1　患者骨盆正位和腰椎侧位X线片。

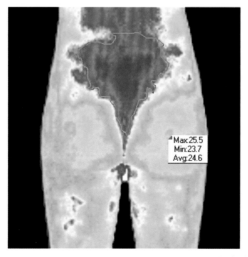
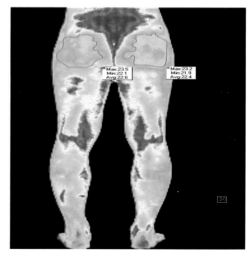

图17.2　患者治疗前红外热成像图。

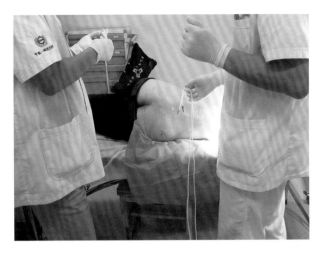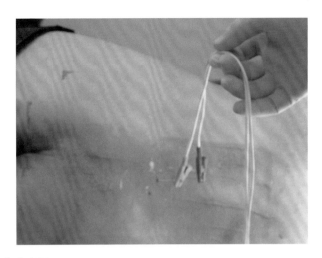

图 17.3 患者治疗图。

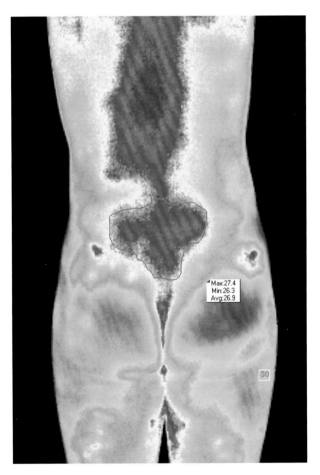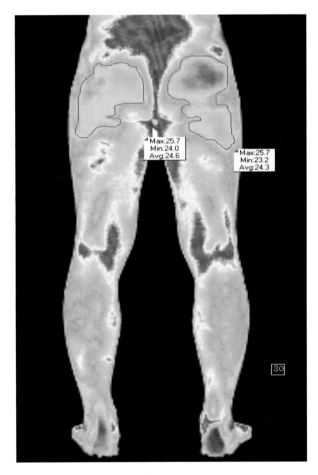

图 17.4 患者治疗后红外热成像图。

第十八章　膝关节骨性关节炎

患者韩某,女, 53 岁,主诉左膝关节疼痛肿胀活动受限两年余。现病史:患者两年前劳累后出现左膝关节疼痛肿胀活动受限,经休息后症状未见明显缓解,曾于某三甲医院行"玻璃酸钠注射"治疗后症状未见明显缓解,现左膝关节疼痛肿胀,活动受限,上下楼及蹲起时加重,不能久行,无交锁感,纳可,寐尚可,二便可。否认其他病史。否认药物过敏史、食物过敏史以及其他接触物过敏史。

专科检查

左膝可见轻度外旋,内翻畸形。左侧膝关节肿胀,皮色正常,皮温正常;左侧髌周广泛压痛,以 5、7、11 点压痛明显、左膝内侧支持韧带处压痛,左侧足囊无压痛;左侧浮髌试验阳性,左侧麦氏征阴性,左侧方挤压试验阴性,左前后抽屉试验阴性,左髌骨研磨试验阳性,左挺髌试验阳性,双膝腱反射正常引出,双跟腱反射正常引出;左膝关节活动度:伸直−10°,屈曲 90°,双足背动脉搏动可触及,足趾活动好。VAS 评分 8 分。腰 3/4 棘间至腰 5/骶 1 棘间压痛,左侧旁开 1.5cm 处压痛,左侧梨状肌压痛。鞍区及双下肢皮肤感觉无明显减弱。

中医查体

神清语利,面色红润,体形适中,毛发指甲润泽,呼吸平稳,未闻及咳嗽太息,未扪及瘰疬瘿瘤,舌淡苔白脉弦细。

左膝关节正侧、轴位诊断意见:左膝关节增生性骨关节病;关节鼠形成;左侧髌上囊肿胀(积液)(图 18.1)。

左膝关节 MR 平扫诊断意见:①左膝退行性骨关节病并关节积液;②左膝胫骨平台下小囊肿及裂隙影(结合病史,可疑退变所致);③左膝髌骨软骨软化;④左膝内、外侧半月板损伤;⑤左膝前交叉韧带、胫腓侧副韧带及髌韧带局部损伤(图 18.2)。

治疗前红外热成像图见图 18.3。

入院诊断

中医诊断:膝痹病。

证型诊断:气滞血瘀证。

西医诊断:左膝关节骨性关节炎。

鉴别诊断

本病西医当与"侧副韧带损伤"相鉴别,本病以左膝关节疼痛肿胀活动受限为主症,而侧副韧带损伤系压痛点多固定在内侧或外侧副韧带走行处,内外侧副韧带挤压试验阳性,故可鉴别。

诊疗思路

患者主诉左膝关节疼痛肿胀,经查体及影像学检查提示左膝关节骨性关节炎,内侧支持带处压痛,髌上囊处肿胀压痛明显,红外热成像检查提示

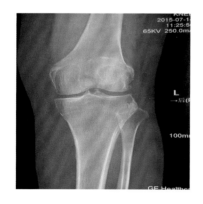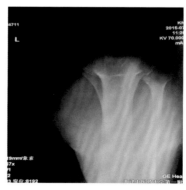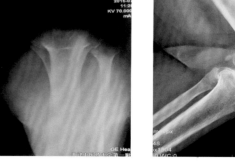

图 18.1　患者 X 线片。

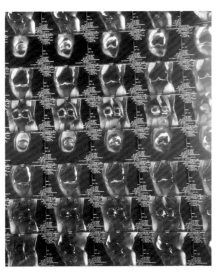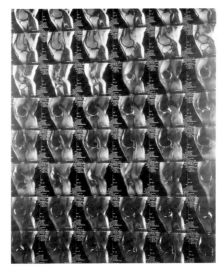

图 18.2 患者 MR 图。

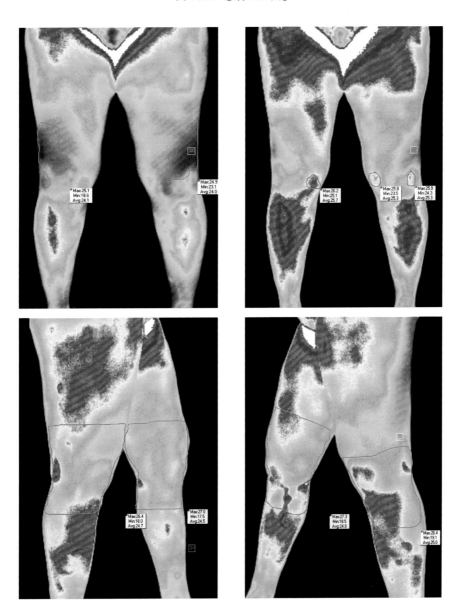

图 18.3 患者治疗前红外热成像图。

左膝关节髌上囊外侧局部较对侧高温差。膝关节 X 线、MR 检查均提示左膝关节髌上囊肿胀，综合分析考虑患者主要责任靶点在髌上囊处，予以局部射频针刀联合臭氧介入治疗。

治疗步骤

患者平躺，左膝微屈曲，局部皮肤消毒三遍，铺无菌单，局部皮肤麻醉，穿刺针垂直皮肤经股四头肌与髌骨上缘交界薄弱处内外侧进入髌上囊，予以 3W 行电刺激无明显异常，分别于 5W、10W、15W、20W 档位，每隔 3 秒，时间 1 分钟，间断行射频针刀治疗(图 18.4)。治疗结束后行 10mL 浓度 30μg/mL 臭氧注射(图 18.5)。

治疗 7 天后患者病情

左膝关节疼痛肿胀明显缓解，活动受限好转，寐尚可，二便可。查体：左侧膝关节肿胀减轻，皮色正常，皮温正常；左侧髌周压痛减轻；左侧浮髌试验弱阳性，左侧麦氏征阴性，左侧方挤压试验阴性，左前后抽屉试验阴性，左髌骨研磨试验阳性，左挺髌试验

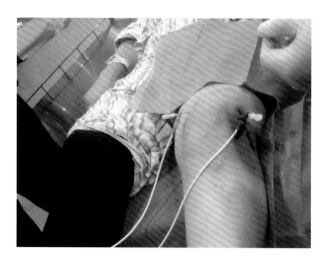

图 18.4　射频针刀治疗过程。

阳性，双膝腱反射正常引出，双跟腱反射正常引出；左膝关节活动度：伸直 0°，屈曲 100°，双足背动脉搏动可触及，足趾活动好。VAS 评分 3 分。

治疗后红外热成像图见图 18.6。

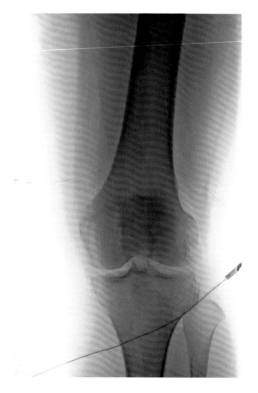
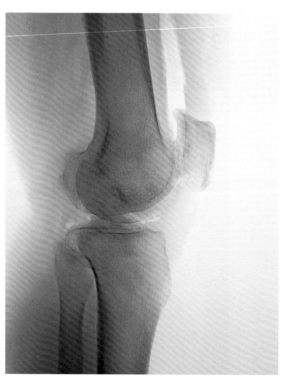

图 18.5　术后即刻 X 线检查，左膝关节正侧位提示臭氧已弥散与关节腔内，以髌上囊处明显。

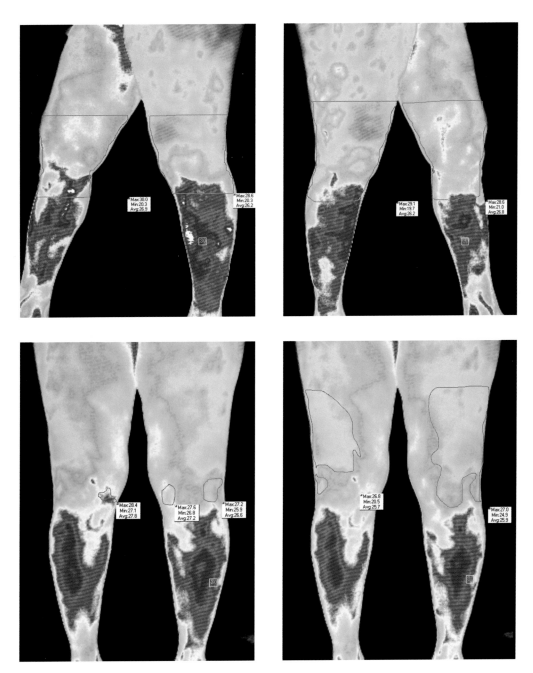

图 18.6　治疗后红外热成像图,显示治疗后左膝关节髌上囊处局部基本等温差。

第十九章 痛风（右足第一跖趾关节）

一、病名解析

痛风是由于嘌呤代谢紊乱和(或)尿酸排泄减少所致血中尿酸升高，尿酸盐结晶沉积在关节滑囊、滑膜软骨及其他组织上导致的反复发作性的炎症性疾病。好发于40岁以上的男性，多见于足第一跖趾关节，也可发生于其他大关节，如踝关节、膝关节。

二、临床表现

痛风的临床特征为：高尿酸血症、尿酸盐结晶、沉积所致特征性急性关节炎、痛风石形成、间质性肾炎，病情严重可见关节畸形及功能障碍，并常伴有尿酸性尿路结石。根据痛风病情节段的不同临床表现分为：无症状高尿酸血症期、急性发作期、痛风石及慢性关节炎期、肾脏病变期、代谢综合征期。

无症状高尿酸血症期，多见于40岁以上的男性，女性较少见，表现为波动性或持续性高尿酸血症，病程可长达数年至数十年，患者可无明显临床症状。

急性发作期，患者多在酗酒、劳累、关节受伤、手术、感染、食用高蛋白高嘌呤饮食后突然出现关节的红、肿、热、痛及功能障碍，以足第一跖趾关节最常见，本症状多为痛风的首发症状，夜间或清晨突然起病，疼痛较剧烈。

痛风石及慢性关节炎期，此期为痛风的特征性临床表现，痛风石逐渐形成，常见于耳郭、跖趾、指间关节、掌指关节。关节肿胀、僵硬、畸形，周围组织的纤维化。

肾脏病变期，尿酸盐结晶沉积于尿路系统导致肾脏绞痛、血尿、尿路感染等症状。尿酸盐结晶沉积于肾实质内，出现肾间质损害，累及肾小球时可见蛋白尿、血尿，逐渐出现夜尿增多，最终出现氮质血症并发展为肾功能不全。

代谢综合征期，痛风常并发高脂血症、高血压病、冠心病、脑梗赛、糖尿病、脂肪肝等疾病。

三、临床诊断

1.实验室检查

血尿酸测定：男性>420μmol/L、女性>350μmol/L，即可认定为高尿酸血症。

尿尿酸测定：限制嘌呤饮食5天后，尿酸排出量每日超3.57mmol，可认为尿尿酸升高。

MSU晶体检查：关节滑液或痛风石抽吸物中发现并经鉴定为特异性MSU晶体，是确诊痛风的金标准。

2.影像学检查

X线检查为本病诊断的主要依据，一般急性期可见非特征性软组织肿胀；慢性期或反复期可见软骨破坏，关节面不规则呈穿凿样、虫蚀样或弧形的骨质透亮缺损改变，骨髓内可见痛风石形成。关节面破坏严重者可见关节脱位或半脱位，关节周围骨质疏松。

3.诊断标准

(1)急性关节炎发作一次以上，在1天内即达到发作高峰。

(2)急性关节炎局限于单关节，整个关节红、肿、热、痛。

(3)单侧跗骨关节炎急性发作。

(4)有痛风石。

(5)高尿酸血症。

(6)非对称性关节肿痛。

(7)发作可自行停止。

凡具备上述条件3条以上，并可排除继发性痛风者即可确诊。

四、鉴别诊断

1.蜂窝织炎。常伴有全身发热等症状，血白细胞升高，血尿酸不升高。

2.晶体性关节炎。包括假性痛风、羟磷灰石沉积症、类固醇结晶关节炎，常结合病理诊断进行鉴别。

3.类风湿性关节炎。当痛风累及多个关节时，需与类风湿性关节炎鉴别。类风湿性关节炎常女性多发，并有晨僵、关节畸形、类风湿因子升高可以鉴别。

4.继发性痛风。多见于青少年、女性及老年人；高尿酸血症程度较重；部分患者肾受累多见，甚至发生急性肾功能衰竭；痛风性关节炎症状往往较轻或不典型。

五、典型病例

患者袁某某，男性，55岁，2015年2月前后饮酒后出现，右足第一跖趾关节疼痛，后就诊于社区某医院，查血尿酸570μmol/L，考虑"痛风"，对症予以口服中药汤剂治疗1周后，症状缓解。2015年6月2日，复因食用高嘌呤食物及饮酒后，出现右足第一跖趾关节疼痛。遂就诊于我科室，予查右足关节正斜位X线片（图19.1），双足部红外热成像（图19.2），结合患者既往痛风病史及食用高嘌呤饮食与饮酒后出现右足第一跖趾关节疼痛，考虑诊断为"痛风"。

影像学表现

右足关节正斜位X线片示：右足所见复合痛风性关节炎影像改变。

干预手段

关节腔内30%浓度臭氧注射治疗，患者暴露右侧足部，常规碘伏消毒三遍，利多卡因3mL+0.9%氯化钠3mL局部浸润麻醉，穿刺至右足第一跖趾关节痛点及关节腔内，20mL注射器抽取15mL臭氧，并

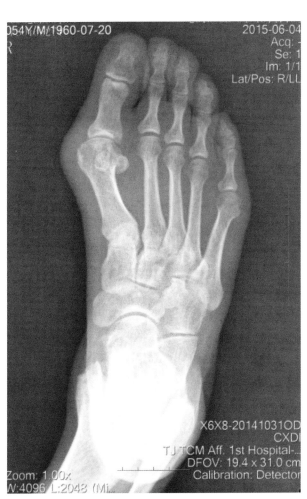

右足关节正位片

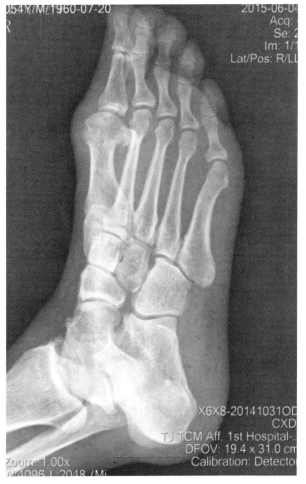

右足关节斜位片

图19.1　患者右足关节正斜位X线片。

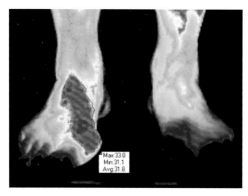

治疗前正位像

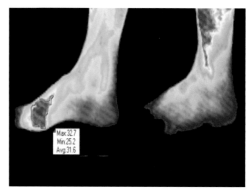

治疗前侧位像

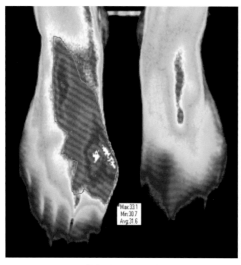

治疗前足背侧像

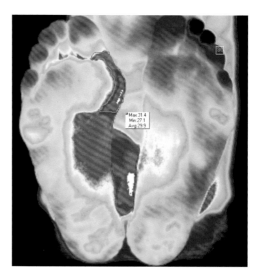

治疗前足底位像

图 19.2 患者治疗前红外热成像图表现。

注射至关节腔内及周围痛点。注射完毕后无菌纱布覆盖包扎并观察 30 分钟。

即刻红外热成像图改变：

患者观察 30 分钟后未诉明显不适,予复查红外热成像(图 19.3)。

复诊:一周后患者复诊,诉右足第一跖趾关节疼痛较前明显缓解,站立行走活动受限交钱好转。予复查红外热成像(图 19.4)及疼痛评估,并行臭氧治疗。第二次治疗后红外热成像图见图 19.5。

分析

本文所涉及的病例为大量嘌呤饮食后,出现的急性发作,表现为右足第一跖趾关节的急性疼痛,站立及行走受限。足跖趾关节处正常情况下,处于肢体的末梢部位,没有较大的动脉血管,其温度应较四肢温度偏低,本例患者右足第一跖趾关节周围及足背部与左侧对比出现了充血性高温改变,结合患者既往的痛风与饮食不节病史,可以起到辅助诊断的作用,能很好地观察出疼痛存在的范围。运用热像仪区域测温功能对充血性高温区域进行温度的检测,并对臭氧治疗前后进行对比(图 19.6),从而对疗效进行精确的评估。

在急性痛风性关节炎发作时,通常选用秋水仙碱、非甾体类抗炎药、糖皮质激素来治疗,但是上述三种药物应用不当可能造成患者其他脏器及肢体的不良反应,副作用较多。而外用类药物,特别是关节周围进行臭氧治疗,副作用小,起效迅速,患者接受性好,疗效突出,临床上可以作为急性痛风性关节炎发作时的一种有效的治疗手段来应用。

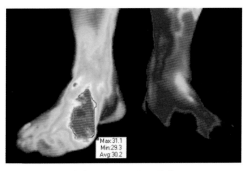

治疗后 30 分钟正位像

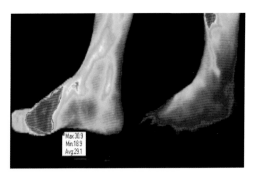

治疗后 30 分钟侧位

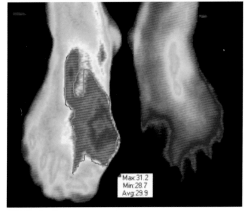

治疗后 30 分钟足背侧像

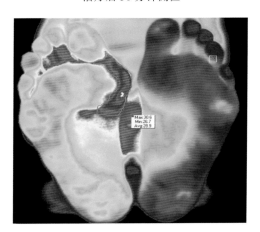

治疗 30 分钟后足底位像

图 19.3　患者治疗后红外热成像图。

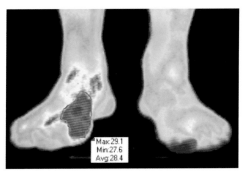

一周后复查正位像

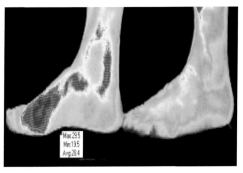

一周后复查侧位像

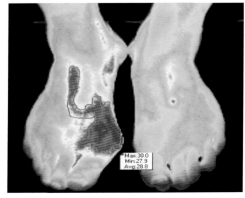

一周后复查足背侧像

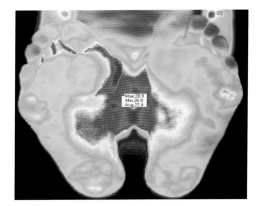

一周后复查足底位像

图 19.4　患者一周后复查红外热成像图。

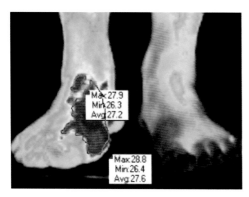

第二次治疗后正位像

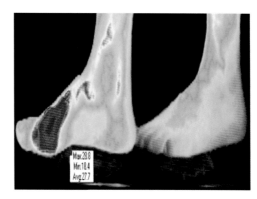

第二次治疗后侧位像

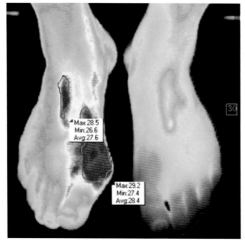

第二次治疗后足背侧像

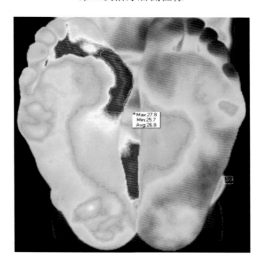

第二次治疗后足底像

图 19.5　患者第二次治疗后红外热成像图。

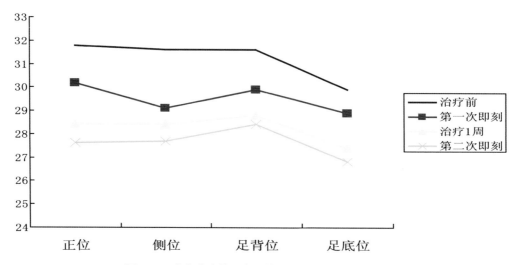

图 19.6　患者治疗前后右足第一跖趾关节温度变化图。

一、病名解析

跟痛症是外伤、劳损所致足跟部周围疼痛疾病的总称,疼痛、行走困难为其主的病症,常伴有跟骨结节部前缘骨质增生。本病属中医"痹证"范畴,多发生于40~60岁的中老年人,多因老年肝肾不足或久病体虚,气血衰少,筋脉懈惰,久行久站造成足底部皮肤、皮下脂肪、跖腱膜负担过重;加之足底的跖腱膜长期、持续地牵拉,在跖腱膜的跟骨结节附着处发生慢性劳损或骨质增生,致使局部无菌性炎症刺激引起疼痛。

二、症状体征

本病起较缓,多为单侧发病,可持续数月或数年,甚至累及双侧。患者主诉足跟部疼痛,行走加重。典型者晨起后站立或久坐起身站立时足跟部疼痛剧烈,行走片刻后疼痛减轻,但行走或站立过久疼痛又加重。查体可见跟骨的跖面和侧面有压痛,局部无明显肿胀。若跟骨骨质增生较大时,可触及骨性隆起。被动牵拉跖筋膜时可加重症状。

三、影像学表现

X线片为其常用方法, 常见有骨质增生 (图20.1a),但临床表现常与X线征象多不相符,不成正比,有些骨质增生者可无症状,有症状者可无骨质增生。多数患者伴有骨质疏松(图20.1b)。

四、红外热成像表现

红外热成像图在诊断跟痛症中有一定的应用价值。国内学者研究发现足跟红外热成像图的温度变化有一定的规律:足跟各平面温度在一定范围内变化,其中胫腓侧温度较高,跖侧较低,后侧最低;足跟后侧红外热成像图显示越靠足跟两侧温度越高,胫腓侧各以内外踝附近为高温区,越往四周温度越低,而在足跟跖面处集中分布一处热区,跟痛症患者患侧足跟可见异常热区或冷区(图20.2)[1]。

五、临床诊断

参考《中医骨伤科辨病专方手册》中跟痛症诊断标准[2]:①起病缓慢,病史为数月乃至数年;②每

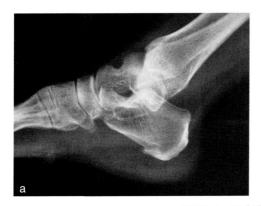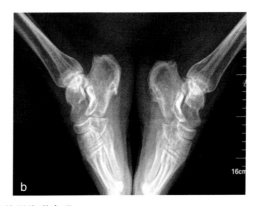

图 20.1　跟痛症的影像学表现。

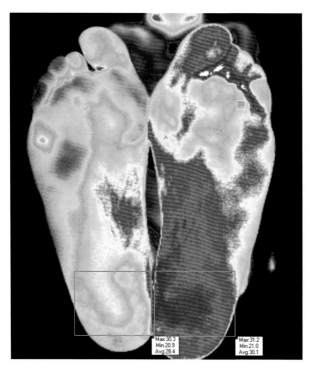

图 20.2　跟痛症的红外热成像表现。

于晨起踏地行走时足跟跖面疼痛，行走片刻后疼痛缓解，行走过多后疼痛又加重，病程日久则疼痛持续，甚至每走一步疼痛难忍，尤其在不平路面或踩在石头上疼痛更甚；③查体见足跟着力部软组织坚韧，压痛以足跟跖面偏内侧最明显，或足跖屈背伸时亦疼痛；④X 线片初期可无明显异常，后期可见跟骨骨刺或退行性改变。

六、鉴别诊断

本病应与跟骨骨折、跟骨骨囊肿、跖管综合征等相鉴别。

七、治疗方法

常见的跟痛症的治疗方法有手法治疗、药物外

用、非甾体类消炎药口服、局部封闭甚至手术治疗。传统方法治疗颈椎病疗效较慢，易反复。臭氧注射治疗是近年来新引进的治疗方法。医用臭氧注射治疗关节炎症不仅能迅速止痛而且在减少组织充血促进水肿消散，降低局部温度等方面效果显著。

八、典型病例

患者崔某，左足跟疼痛半年，负重行走时疼痛加重明显，活动后症状缓解。

于我院行左足 X 线检查，X 线片见图 20.3。

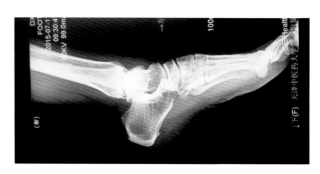

图 20.3　患者 X 线片。

考虑左足跟痛症，行射频针刀联合臭氧治疗：操作方法[3]：患者俯卧位，暴露治疗部位，进针点取压痛点，消毒铺巾，抽取无回血后，注射 2% 利多卡因 2mL 局麻，双极射频针刀在痛点进针，再向跟骨结节进针直至跖筋膜附着处，连接电极，以 3W 行电刺激无明显异常，分别于 5W、10W、15W、20W 档位，每隔 3 秒，时间 1 分钟，间断行射频针刀治疗。然后缓慢注入 30ug/mL 臭氧 3mL，注射时注意作扇形浸润，注射时间为 30~40 秒为宜，术后无菌敷料覆盖针眼，嘱患者活动踝关节 5~6 次，治疗后休息，并 3 日内减少走动。每周注射 1 次，3 周为一个疗程。治疗情况见图 20.4 和图 20.5。

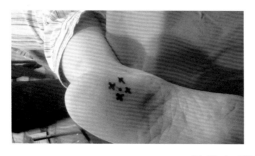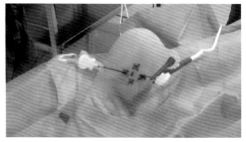

图 20.4　跟痛症临床图。

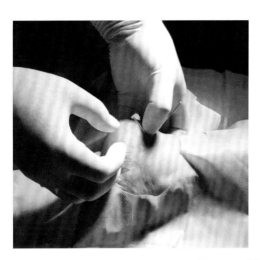
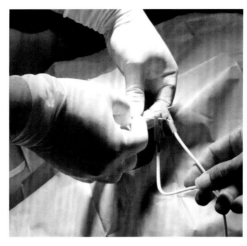

图 20.5 跟腱炎临床图。

九、疗效评价

(一)观察指标

1.VAS 评分，由患者在治疗前后根据自身感觉对疾病疼痛程度进行评价 0~10 分，其中 0~3 分为轻度；4~6 分为中度；7~10 分为重度。

2.治疗红外热成像图差异：对比治疗前后足跟热像图（图 20.6 和图 20.7），观察治疗后患侧足跟部温度变化情况。

(二)疗效标准[3]

治愈：站立行走时疼痛消失，功能恢复正常且随访 3 个月无复发。

好转：站立行走时疼痛明显改善，但长时间行走或劳累后仍有轻微疼痛。

有效：疼痛稍减轻，行走时或感疼痛。

无效：疼痛与压痛均无改善。

跟痛症多由于久站久行久立、外伤、体重骤增等原因导致跟周肌腱韧带附着点的劳损、退变，产生局

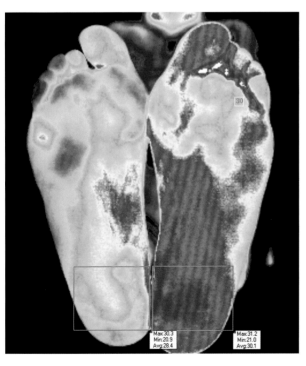

图 20.6 治疗前足跟红外成像图。

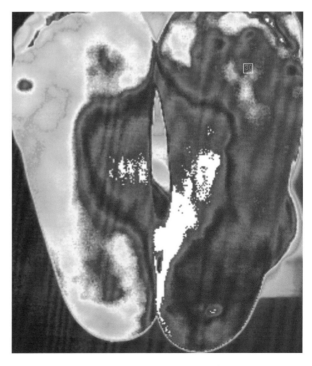

图 20.7 治疗后足跟红外成像图。

部无菌性炎症而出现疼痛。也有学者认为本病与跟骨内静脉瘀滞形成跟骨内高压而出现疼痛。既往手法、针灸、理疗及外用药物治疗后症状能缓解,但易反复。这与劳累及寒凉诱发足跟部无菌性炎症关系密切。长期反复炎症刺激,局部机化粘连,血液循环下降。同样跟痛症可以出现跟腱部位疼痛,附着于跟骨的跟腱在行走时出现牵拉痛。

正常足跟部热区产生主要是因足跟周围血供分布所致。足跟两侧、足跟近内外踝处血供较丰富,足跟区、足跖区及前跖区也有较密集的血管网,因此红外热成像图上显示以上部位多为红色。慢性跟痛症患者机跟骨部机化粘连,局部血液循环下降,温度下降(如图 20.6)。

射频针刀可以促进骨质交换,加速代谢,从而达到对受损细胞组织进行清理、激活、修复的过程,促进微循环,增强炎症消除。臭氧是目前人类所知的仅次于氟的强氧化剂,具有多种生物学特性,其着力于治疗现已广泛用于膝骨性关节炎、肩周炎、腰椎间盘突出症、创伤等方面。医用臭氧注射治疗关节炎症,不仅能迅速止痛 而且在减少组织充血、促进水肿消散、降低局部温度等方面效果显著。且臭氧能中和炎症反应中过量产生的反应性氧化产物拮抗炎症反应的细胞因子,扩张血管,改善回流,促进炎症吸收,进而改善局部血流,逐渐恢复局部温度(如图 20.7)。

参考文献

[1] 陈巧凤, 吴珊鹏. 红外红外热成像图对跟痛症诊断价值的研究 [J]. 中国康复医学杂志, 2008, 23 (12):1129-1230.

[2] 中医骨伤科辨病专方手册. 人民军医出版社, 2002年版, 269-270.

[3] 欧巍, 王平. 医用臭氧注射配合足垫治疗足跟痛 23例[J]. 中国中医骨伤科杂志, 2014, 22(12):46-47.

第二十一章　踇囊炎

一、病名解析

踇囊炎是一种由非自然的撞击或骨骼弯曲所致的疾病，在大踇趾的起始部形成隆起，又称踇趾滑液囊肿，为成人足部常见疾病之一。

二、临床表现

1.早期无明显症状，仅觉局部微红或稍肿，穿尖头鞋时有压迫感，活动时微痛，行走时持续疼痛，一般穿舒适的平底鞋可缓解，长时间行走后疼痛较为剧烈。

2.随着病情进展，局部肿胀、发红、异常压痛或疼痛出现在第一跖趾关节，尤其此区域触摸时变得平滑和出现凉的感觉。

3.查体时可见在大踇趾后面脚的内侧有一个三角形的前突，有时合并坚硬的皮肤或胼胝，局部肿胀、发红、异常压痛，晚期可继发跖趾关节的骨性关节炎，影响关节活动。

三、临床诊断

踇囊炎的主要症状是活动时跖趾关节疼痛。可明显见到踇趾外翻畸形，局部皮肤红肿、热痛，并有压痛。X线片可见跖趾关节半脱位，骨质无异常改变。

四、鉴别诊断

痛风性关节炎：痛风性关节常见的首发部位在第一跖趾关节，但是也可发生在其他较大关节，X线片可见到骨质破坏甚至痛风石，严重者出现局部破溃，可见白色牙膏状物质。

五、典型病例

患者张某，女，28岁。因左足第一跖趾关节内侧疼痛两周来就诊，行走时疼痛较为明显。患者自述病发前期穿尖头紧鞋。查体：左足第一跖趾关节局部红肿明显，压痛明显。摄左足X线片未见异常(图21.1)，遂考虑诊为踇滑囊炎。治疗前的红外热成像图见图21.2。

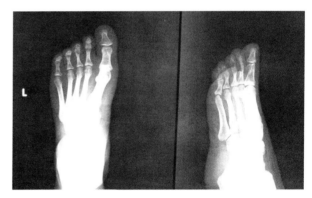

图21.1　患者X线片。

干预手段

关节腔内30%浓度臭氧注射治疗，患者暴露左侧足部，常规碘附消毒三遍，利多卡因3mL+0.9%氯化钠3mL局部浸润麻醉，穿刺至左足第一跖趾关节痛点及关节腔内，20mL注射器抽取15mL臭氧，并注射至关节腔内及周围痛点。注射完毕后无菌纱布覆盖包扎并观察30分钟。并配合理疗。

即刻红外热成像图改变：

患者观察30分钟后未诉明显不适，予复查红外热成像(图21.3)。

复诊

一周后患者复诊，诉右左第一跖趾关节疼痛较前明显缓解，行走时疼痛较之前好转。予复查红外热成像(图21.4)及疼痛评估，并行臭氧治疗。

分析

本文所涉及的病例为患者常穿尖头紧鞋，反复摩擦第一跖趾关节，出现的急性发作，表现为左足

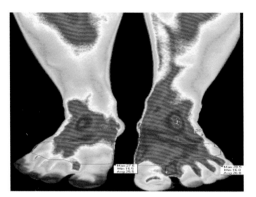

治疗前正位像

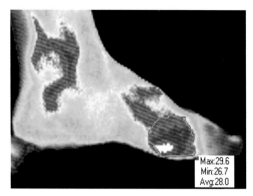

治疗前侧位像

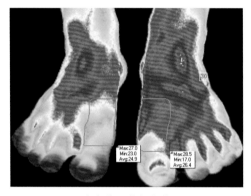

治疗前足背侧位像

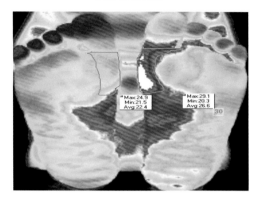

治疗前足底位像

图 21.2　患者治疗前红外热成像图。

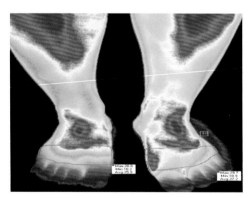

治疗后 30 分钟正位像

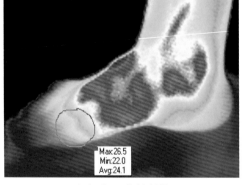

治疗后 30 分钟侧位

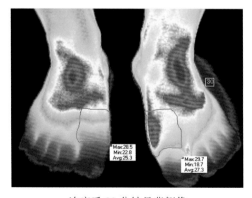

治疗后 30 分钟足背侧像

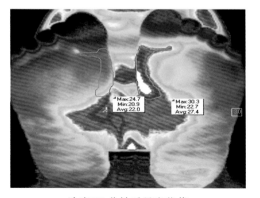

治疗 30 分钟后足底位像

图 21.3　患者治疗 30 分后红钟外热成像图。

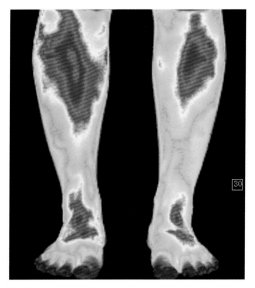
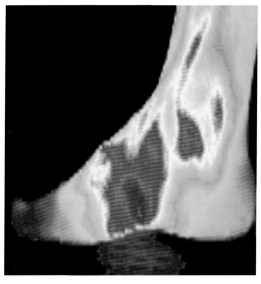

一周后复查正位像　　　　　　　　　　　一周后复查侧位像

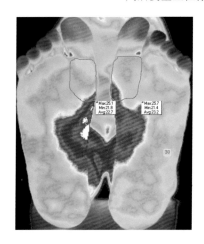
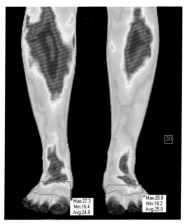
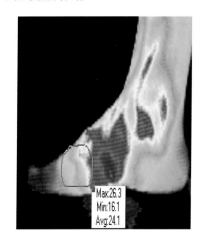

一周后复查足底位像

图 21.4　患者复诊红外热成像图。

第一蹲趾关节的急性疼痛，站立及行走受限。足蹲趾关节处正常情况下，处于肢体的末梢部位，没有较大的动脉血管，其温度应较四肢温度偏低，本例患者左足第一蹲趾关节周围及足背部与右侧对比出现了充血性高温改变，结合患者的生活习惯及 X 线片，可以起到辅助诊断的作用，能很好地观察出疼痛存在的范围。运用热像仪区域测温功能对充血性高温区域进行温度的检测，并对臭氧治疗前后进行对比，

从而对疗效进行精确地评估。

在蹲囊炎急性发作时，通常非甾体类抗炎药、糖皮质激素来治疗，但是上述药物应用不当可能造成患者其他脏器及肢体的不良反应，副作用较多。而外用类药物，特别是关节周围进行臭氧治疗，副作用小，起效迅速，患者接受性好，疗效突出，临床上可以作为蹲囊炎急性发作时的一种有效的治疗手段来应用。

一、病名解析

腕管综合征(Carpal Tunnel Syndrome),是一种常见的上肢神经卡压性疾病,其特征为腕管内正中神经受到压迫。腕管综合征发生的原因,是腕管内压力增高导致正中神经受卡压。腕管,是一个由腕骨和屈肌支持带组成的骨纤维管道。前者构成腕管的桡、尺及背侧壁,后者构成掌侧壁。腕管顶部是横跨于尺侧的钩骨、三角骨和桡侧的舟骨、大多角骨之间的屈肌支持带。正中神经和屈肌腱由腕管内通过（屈拇长肌腱,4条屈指浅肌腱,4条屈指深肌腱）。正中神经走行在屈肌支持带下方,紧贴屈肌支持带。在屈肌支持带远端,正中神经发出返支,支配拇短展肌,拇短屈肌浅头和拇对掌肌。其终支是指神经,支配拇指、示指、中指和环指桡侧皮肤。

二、临床表现

腕管综合征在女性的发病率较男性更高,但原因尚不清楚。常见症状包括正中神经支配区感觉异常或麻木。夜间手指麻木很多时候是腕管综合征的首发症状,许多患者均有夜间手指麻醒的经历。很多患者手指麻木的不适可通过改变上肢的姿势或甩手而得到一定程度的缓解。患者在白天从事某些活动也会引起手指麻木的加重。部分患者早期只感到中指或中环指指尖麻木不适,而到后期才感觉拇指、示指、中指和环指桡侧半均出现麻木不适。某些患者也会有前臂甚至整个上肢的麻木或感觉异常,甚至感觉这些症状为主要不适。随着病情加重,患者可出现明确的手指感觉减退或散失,拇短展肌和拇对掌肌萎缩或力弱。患者可出现大鱼际最桡侧肌肉萎缩,拇指不灵活,与其他手指对捏的力量下降甚至不能完成对捏动作。

三、诊断与鉴别诊断

腕管综合征的诊断主要根据临床症状和特征性的物理检查结果,确诊需要电诊断检查。最重要的诊断依据是患者存在典型的临床症状,即正中神经分布区的麻木不适,夜间加重。除了主观性的症状,客观检查也非常重要。明确出现手指感觉减退或散失,以及大鱼际肌肉萎缩是病情严重的表现,而在出现这些表现之前就应该进行治疗干预。基于诱发诊断试验的客观性检查也有利于帮助诊断,包括 Tinel 征,Phalen 试验和正中神经压迫试验。

多数腕管综合征患者具有典型的症状和体征,但仍有一些不典型的患者,需要与其他一些神经系统疾患进行鉴别。主要鉴别诊断包括:颅内肿瘤,多发性硬化,神经根性颈椎病,颈髓空洞症,胸腔出口综合征,外周神经肿瘤,特发性臂丛神经炎或其他正中神经病变。

四、典型病例

患者魏某,女,主诉:双腕关节肿胀伴双手中指、示指麻木加重一周,右侧尤甚。自诉长期劳作后引发。查体:双侧 Tinel 征(+),Phalen 试验阳性,双腕关节局部略肿,双手拇指桡背伸功能可,双腕关节屈伸活动功能可。

予红外热成像检查可见：双手腕部呈现低温差,以右手显著(图 22.1)。

双手正中神经肌电图检查情况见图 22.2。

结合患者临床检查和病史,考虑为腕管综合征。

治疗经过

予复方七叶皂苷钠外用,缓解局部软组织肿胀,行小针刀+穴位拔罐治疗以松解腕管内压力,缓解正中神经压迫症状。

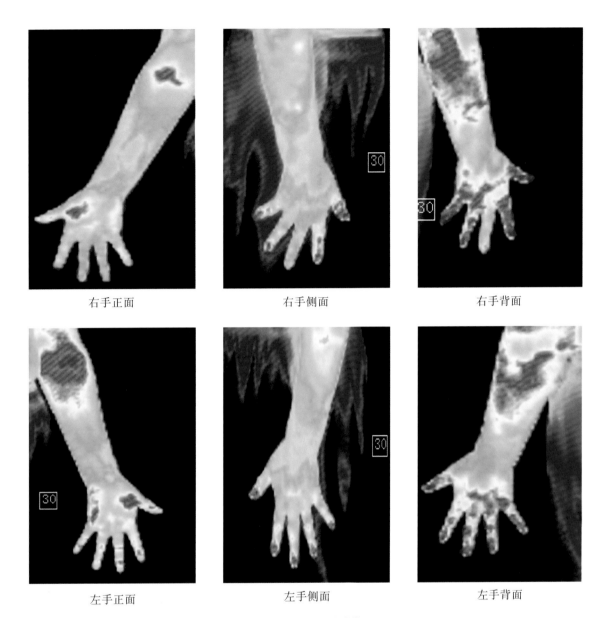

| 右手正面 | 右手侧面 | 右手背面 |

| 左手正面 | 左手侧面 | 左手背面 |

图 22.1 患者红外热成像图。

检查所见:
1. 双侧正中神经(表面电极)腕-掌 MCV 减慢,潜伏期延长,余段正常,左侧波幅下降;
2. 双侧拇短展肌安静时可见 1~2 处正锐波、纤颤电位,大力收缩均呈电纯混合相。

提示:
1. 双侧正中神经不完全性损伤(腕点潜伏期延长,左侧著);
2. 双侧拇短展肌示神经源性损害;
3. 请结合临床。

图 22.2 患者神经肌电图诊断。

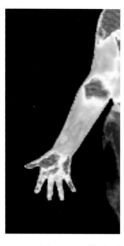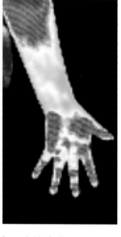

图 22.3　治疗后复查红外热成像图。

治疗方法

掌心向上，在腕关节下垫一个脉枕，手腕平放于脉枕上，使腕关节处于背伸位。让患者用力握拳屈腕，在腕部掌侧出现 3 条纵行皮下的隆起，从桡侧到尺侧分别是桡侧腕屈肌腱、掌长肌腱和尺侧腕屈肌腱。然后以此为标志确定 3 个点：在患腕远侧腕横纹上的桡侧腕屈肌腱的内侧缘定一点，在患腕远侧腕横纹上的掌长肌腱桡侧缘定一点，在患腕远侧腕横纹尺侧腕屈肌腱的内侧缘定一个点。这 3 个点为小针刀的进入点。进针刀时要保持针刀，刀口线与肌腱走向平行，针刀深度 0.5cm 左右，同时针体和腕平面成 90°角，将针刀沿屈肌腱内侧缘向中间平推数下，以剥离腕横韧带和腕屈肌腱间的粘连，然后出针。

患者一周后复诊，双腕关节肿胀明显缓解，双手麻木症状基本消失。

分析

腕管综合征的诊断方法日趋多样化，然而时至今日，尚未出现一个可以独立诊断该病的检查方式。红外热成像技术以其独特的优势，弥补了电生理，影像学 MRI 等检查方式的不足，起到辅助诊断与监测疗效的作用。

腕管是一个骨纤维管道，有一定的容积，在正常情况下，指屈浅、深肌腱在腕管内滑动，不会妨碍正中神经。但当局部遭受损伤等外在因素的影响下，如局部骨折脱位，骨质增生，韧带增厚；或腕管内容物体积膨大时，引起腕管相对狭窄而发病。中医学认为本病由于急性损伤或慢性劳损，使血瘀经络；以及寒湿淫筋，风邪袭肌，致气血流通受阻而引起。

小针刀疗法是中医针灸理论和现代医学的解剖学、生物力学的结合，对骨退行性变及慢性软组织损伤疾病的疼痛疗效明显，具有见效快、方法简单、经济适用等特点。小针刀治疗腕管综合征的机制为：

（1）组织减压的作用。无论是骨骼、滑囊、关节、肌肉，一些外因素使其损伤后，可使其内部压力增高，从而刺激挤压周围的血管神经而产生相应的症状，用小针刀可以使组织内外相通，减轻内压，减少对神经末梢的刺激，改善血液循环。

（2）对硬化组织起撬松作用。软组织损伤后变性硬化，各组织间相互粘连。小针刀刺入组织间撬动松解，可松开粘连，使硬化组织软化，这是一般的按摩手法难以做到的。

（3）改变关节间的相对位置。软组织损伤后，关节周围的力平衡失衡，在长期异常力的作用下，关节的相对位置发生改变，并使周围的组织按其固定的位置生长，特别是结缔组织。治疗时，除了要松解原发的高应力状态的纤维外，常常还要松解关节周围增生固定的组织，使关节恢复正常位置，消除骨与骨之间的应力作用，从而消除对神经血管的压迫。

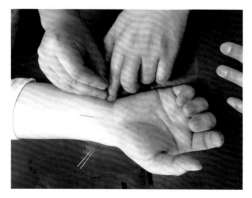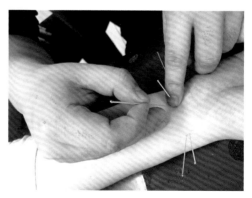

图 22.4　患者治疗图。

第三部分　附　篇

非典型疾患

正中神经由颈 5 至颈 8 及胸 1 神经根的纤维组成。由臂丛神经外侧索分出的外侧根和从内侧索分出的内侧根共同组成正中神经。正中神经主要负责前臂屈侧大部分肌肉的收缩与舒张功能，手内桡侧大部分肌肉和手掌桡侧皮肤感觉。

正中神经损伤后可见手的桡半侧感觉障碍，拇指对掌、对指功能受限，拇指、示指屈曲受限，前臂旋前受限，大鱼际肌和前臂屈侧肌肉萎缩等表现。对于神经功能损伤的诊断主要依靠患者损伤病史及神经功能查体与肌电图，红外热成像技术的出现对于神经功能损伤也具有一定的辅助诊断意义。

病例 1：正中神经损伤

患者王某，主因"右手麻木无力 3 个月"就诊。3 个月前因玻璃划伤右腕部，诊断为右正中神经断裂，后行神经吻合术，术后出现右手麻木无力前来就诊，就诊时查体见：右手大鱼际肌肉萎缩，右手腕处可见长约 3cm 手术缝合瘢痕，触诊右示指、中指、拇指温度较左侧略低，拇指对掌、对指功能受限，拇指屈曲受限，大鱼际肌容量减少。

予红外热像检查可见：右手正中神经支配区拇指、示指、中指掌侧、背侧较左侧低温差，右前臂掌侧及背侧较左侧低温差（图 23.1）。

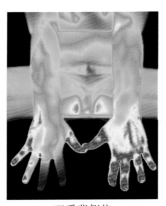
双手背侧位

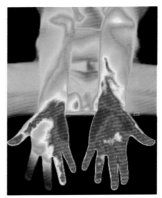
双手掌侧位

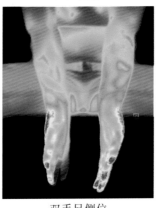
双手尺侧位

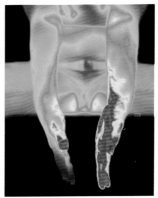
双手桡侧位

图 23.1　病例 1 红外热像检查图像。

病例2:桡神经损伤

患者祝某,女。主诉:右手拇指活动不利1个月。查体:右手拇指桡背伸受限,右手腕下垂,右腕关节局部略肿。因右小腿内固定术后,钢板未去,无法行颈部的MRI检查。病例2手部情况见图23.2,影像检查情况见图23.3。

治疗后复查:

病例2治疗后情况见图23.5和图23.6。

分析

神经纤维的主要功能是传导兴奋,同时神经末梢还释放营养因子对所支配的区域进行调节,影响其结构、生化和生理,此作用被称为神经的营养性作用。神经被切断后,失去神经的营养作用,神经所支配肌肉内的糖原合成减慢,蛋白质分解加速,肌肉逐渐萎缩,组织代谢减少。肌电图的检查是使用电学仪器记录肌肉静止或收缩时的电活动,及应用电刺激检查神经、肌肉兴奋及传导功能的方法,是针对于神经纤维传导兴奋功能作用的检查手段。而红外热像应用即是针对神经对其支配区域的生理生化的营养调节作用,而且红外热像反映的区域往往与神经支配区重合,更为直观可靠,可以作为神经功能状态及损伤后检查和治疗的辅助手段应用。

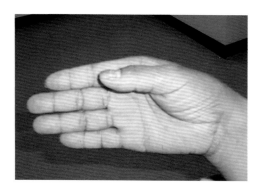
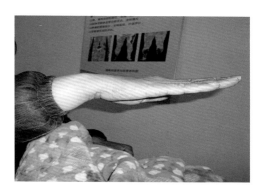

图23.2　病例2手部情况照片。

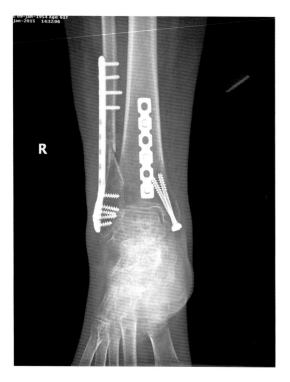

检查所见:

1. 右桡神经(表面电极)MCV可,波幅下降。
2. 右伸指总肌安静时可见大量正锐波、纤颤电位,小力收缩运动单位减少,大力收缩呈单纯相。

提示:

1. 右桡神经不完全性损伤;
2. 右伸指总肌示神经源性损害;
3. 请结合临床。

图23.3　病例2检查影像图。

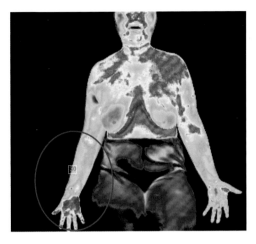

图 23.4 病例 2 治疗前热图。

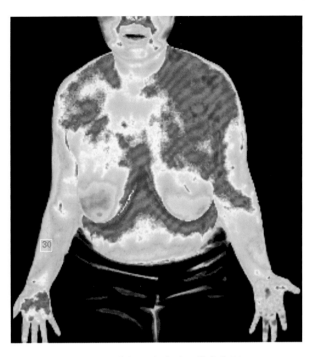

图 23.6 病例 2 治疗后红外成像图。

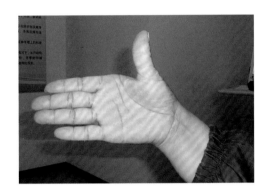

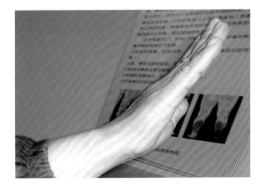

图 23.5 病例 2 治疗后复查手部照片。

第二十四章　红外热像的肿瘤预警作用

当正常的细胞开始恶变,正常的细胞代谢变为异常细胞,代谢时细胞高速增殖,为了满足细胞生长需要,必然伴有血液循环的增加,同时由于肿瘤毒性因子的作用,带来局部的血管扩张。上述变化的结果必须导致局部温度的升高。但肿瘤的中晚期,由于肿瘤中心液化坏死,仅仅出现低温。医用红外热像仪,灵敏度高,当温度变化超过0.05℃时,就可以检测和记录到这种变化,显示出异常高温的部位。热图可分为正常热区(生理热区)、异常热区(病理热区)、干扰热区。炎症、肿瘤一般表现为热图像中的异常超热区,静脉炎表现为热图像中的异常热区,血栓形成表现为热图像中的冷区。囊性肿物中心温度低于周边温度,慢性软组织劳损表现为热图像中的异常热区。

典型病例

患者范某某,男,68岁,主因左下肢放射性疼痛1个半月而以"腰椎管狭窄症"入院,入院时症现:左下肢放射性疼痛,间歇性跛行,神清,精神可,纳可,寐欠安,二便调。查体:腰椎生理曲度变浅;腰椎肌肉紧张,腰3/4棘间至腰5/骶1棘间双侧旁开1.5cm处无压痛,左侧梨状肌压痛明显,并无放射痛。鞍区及双下肢皮肤感觉无明显减弱;仰卧挺腹试验阳性,俯卧背伸试验阳性,直腿抬高试验均70度,加强试验阴性,左"4"字试验阳性,双足拇背伸肌力Ⅴ;腰椎活动度:前屈20度,后伸5度,左屈10度,右屈10度,左旋10度,右旋10度;双膝腱反射正常引出,左跟腱反射未引出、右跟腱反射减弱,双巴宾斯基征未引出,双霍夫曼征未引出,左髋关节内收、

外展、屈伸可,左髋关节内旋疼痛,左足跟轴叩痛阳性,左内收肌中段压痛,左腓肠肌中段压痛,左腹股沟处压痛,双侧足背动脉搏动可触及,末梢血运好。入院后予以完善监测,行红外热像检查,提示:双侧下腹部正侧位、腰骶部后位同一区域前后左右均为显著高温差,可疑高代谢热像(图24.1)。

后予以髋关节核磁及腰椎核磁检查(图24.2),并请肿瘤医院专家会诊,最终诊断为前列腺肿瘤并骨转移。

髋关节MR印象:①左侧髂骨、坐骨及右侧股骨上端异常信号影(转移性病变待除外);②两侧髋关节少量积液;③两侧髋关节退行性改变;④所见前列腺不规则增大并可疑异常信号影。(建议:①PET-CT进一步检查;②前列腺相关检查)。

腰椎MR印象:①腰椎骨质增生,考虑存在骨质疏松并骨质信号欠均;②L4椎体内异常信号影;③腰椎椎间盘退变;④L1/2-L5/S1椎间盘轻度膨出,继发相应水平椎管及椎间孔略狭窄。

建议:①PET-CT进一步检查;②结合临床,注意复查。

分析

肿瘤细胞异常增殖,早期代谢加速,血管加速长入而致温度变化,在CT、MRI能够分辨前,在红外热像检查上往往出现特异性表现,即病变部位前、后、左、右像上同一区域可见明显异常高温差,应高度怀疑占位,这样能够为患者赢得3~6个月的时间,对患者提前预防、诊断及治疗具有重要的意义。

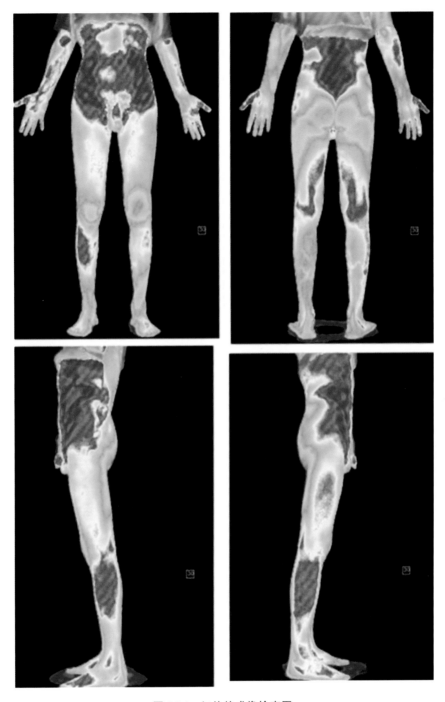

图 24.1　红外热成像检查图。

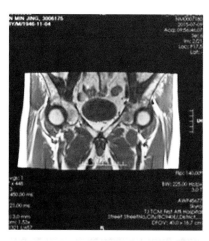 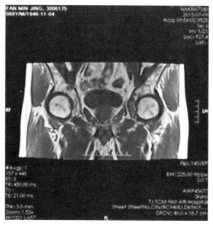 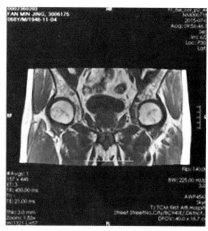

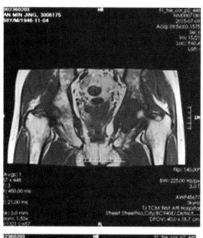 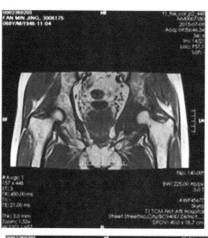 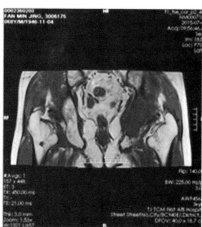

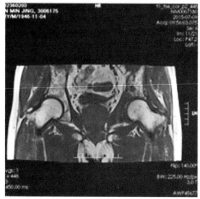 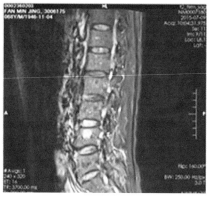 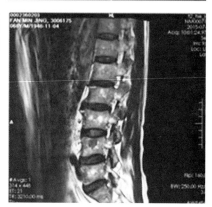

图 24.2　髋关节及腰椎 MR 图像。

1895年,伦琴发现了X射线,并运用它拍摄了第一张手的"X线片",为开创医学影像学技术奠定了物理基础。1972年,第一台CT被研制成功,其检查范围也扩大到全身的器官及组织。1980年以后,运用利用原子核共振原理的MRI研制成功,并开始广泛应用于临床。医学影像学及其检查手段日益成为临床诊疗过程中所依赖的辅助手段,为医生认识疾病提供了良好的途径。

在发现与运用X线的过程中,同时进行着放射性核素的电离辐射效应;电离辐射与物质的相互作用;电离辐射的放射剂量;电离辐射的生物效应等研究。研究者发现在超出一定照射时间与剂量时,辐射会对生物体造成确定性效应、随机性效应、胚胎和胎儿效应和皮肤效应等四种有害效应。其中对于胚胎和胎儿效应的影响已经被广大群众熟知,并尽量避免不必要的放射接触,由此给临床诊疗带来了一定的困扰。

红外热像技术是根据自然界中的一切高于绝对温度(-273.15℃)的物体都辐射红外线这一自然现象,利用红外探测器探测目标、背景以及目标各部分之间的红外热辐射温度的差异,并将此差异进行成像的一种方法。红外热像技术操作简单、成像迅速、安全无辐射,被誉为"绿色CT",针对脊柱关节疾病的疼痛性质、范围具有很好的显示效果,同时也为孕产及哺乳期拒绝进行X线、CT、甚至MRI检查的女性患者提供一种诊疗依据。

病例1:计划怀孕女性——颈肩背痛

患者,女性,28岁。

主诉:颈肩背部疼痛1个月。

病史:患者1个月前劳累及受寒凉后出现颈肩及后背疼痛,偶有左上肢及左前臂麻木,未诉恶心、呕吐及踩棉絮感,经休息及自行热敷后未见好转,来我院门诊就诊。

查体:颈椎生理曲度变直,颈部肌肉板滞,颈3至颈5棘间隙压痛,颈3至颈6棘突及右侧旁开1.5cm处压痛,右侧肩胛骨内上角肩胛提肌起止点处压痛明显;双侧肩胛骨内侧缘(菱形肌起止点)压痛明显;胸5至胸11棘突及双侧旁开1.5cm处压痛。双侧椎间孔挤压试验阴性,双侧臂丛神经牵拉试验阴性,双侧颈前屈旋转试验阴性,双侧肱二头肌、肱三头肌反射正常引出,双上肢皮肤感觉对称无减弱,双上肢肌力均为V级,双侧霍夫曼征阴性,双侧膝阵挛、双侧踝阵挛阴性。VAS评分5分。

患者因有怀孕计划,因此拒绝行颈椎X线片检查,予以行颈肩部及双上肢红外热像检查。

红外热成像图示:颈项部片状高温改变,右侧为重。右侧肩胛骨内上角部位较左侧片状高温改变。双侧肩胛骨内侧缘,胸5至胸12棘突及双侧片状高温区,以胸11、胸12棘突处显著,提示疼痛区域所在(图25.1)。

诊断:颈椎病,软组织损伤。

治疗:

1.针灸+穴位拔罐1次

治则:活血祛瘀,舒筋通络。取穴:颈胸部夹脊穴、肩井、风池(双)、玉枕(双)、天宗穴、阿是穴。刺法:直刺或平刺,留针15分钟。起针后予穴位针刺处拔罐10分钟。

2.湿敷治疗1次

治则:活血通络止痛。药物:伸筋草、透骨草、当归、红花、乳香、没药等。治疗时间:20分钟。

患者3天后复诊,诉疼痛较前缓解50%,因患者有怀孕计划,未再予以外用药物及针刺治疗,嘱颈肩部避风寒、保暖、热毛巾热敷,注意避免长时间伏案工作,颈椎操预防及治疗。

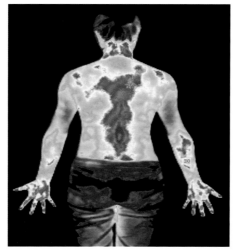
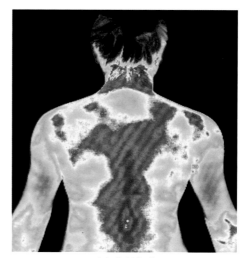

颈肩部及双上肢后侧位像　　　　　　　　　　颈肩背局部像

图 25.1　病例 1 患者红外热成像图。

病例 2:妊娠 11 周女性——臀部疼痛

患者,女性,28 岁。

主诉:左臀部疼痛 1 周。

病史:患者 1 周前无明显诱因出现左臀部疼痛,活动略受限,弯腰时加重,休息后缓解,时有臀部放射性疼痛至大腿后侧,经休息疼痛未见好转,来我院就诊。患者就诊时妊娠 11 周。

查体:腰部未触及明显压痛点。左侧髂棘下方压痛明显,伴放射痛至大腿后侧,梨状肌紧张试验阴性,直腿抬高试验阴性。下肢皮肤感觉及肌力未见明显异常。VAS 评分 2 分。

因患者正处于妊娠胚胎发育的关键时期,属于

X 线检查的禁忌。因此予以红外热像检查。

红外热像示:左臀部髂骨下方约臀上皮神经走形处可见小片状高温区,与查体疼痛点吻合。下腹部子宫及附件区域可见数个低温区及等温区相互交错的图像,类似一个头偏向左侧卧位的婴儿。红外热成像图见图 25.2。

诊断:臀上皮神经卡压综合征。

治疗:由于患者处于妊娠时期,对于多种口服及外用药物均不适宜应用。患者 VAS 评分为 2 分。患者对于疼痛尚可忍受,因此嘱患者局部热敷,注意休息,避免风寒及劳累,如疼痛加重不能忍受时,可临时予以扶他林 1g 外用。考虑局部软组织损伤或臀上皮神经卡压症。

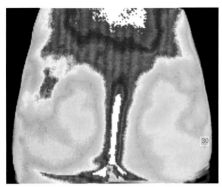

腰骶部正位像

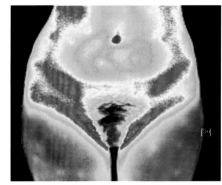

腹部正位像

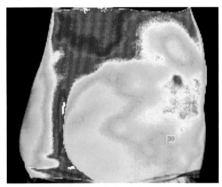

右臀部斜位像

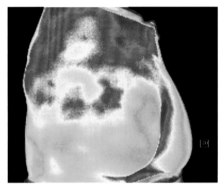

左臀部斜位像

图 25.2　病例 2 患者红外热成像图。

病例 3:哺乳期女性——颈肩痛

患者,女性,32 岁。

主诉:颈肩背部疼痛伴右上肢麻木 1 个月。

病史:患者 1 个月前劳累及受寒凉后出现颈肩背部疼痛,右上肢麻木,以右前臂,右手为重,经休息未见好转,来我院门诊就诊,就诊时患者处于哺乳期,生产后 4 个月。

查体:颈椎生理曲度变直,颈部肌肉板滞,颈 3 至颈 5 棘间隙压痛, 颈 3 至颈 6 棘突及双侧旁开 1.5cm 处压痛,无明显上肢放射痛,右侧肩胛骨内上角肩胛提肌起止点处压痛明显;左侧肩胛骨内侧缘(菱形肌起止点)压痛明显。双侧椎间孔挤压试验阴性,右侧臂丛神经牵拉试验弱阳性,左侧臂丛神经牵拉试验阴性,双侧颈前屈旋转试验阴性,双侧肱二头肌、肱三头肌反射正常引出,双上肢皮肤感觉对称无减弱,双上肢肌力均为 V 级,双侧霍夫曼征阴性,双侧膝阵挛、双侧踝阵挛阴性。VAS 评分 6 分。

红外热像示:项部片状高温改变,右侧肩胛骨内上角部位较左侧片状高温改变,左侧肩胛骨内侧缘点片状高温改变。右上臂、右前臂、右手掌侧较左侧低温改变。因患者为哺乳期,可见双侧乳房条索状高温改变。红外热成像图见图 25.3。

诊断:颈椎病。

治疗:

1.针灸+穴位拔罐 1 次

治则:活血祛瘀,舒筋通络。取穴:颈胸部夹脊穴、肩井、风池(双)、玉枕(双)、天宗穴、阿是穴。刺法:直刺或平刺,留针 15 分钟。起针后予穴位针刺处拔罐 10 分钟。

2.湿敷治疗

治则:活血通络止痛。药物:伸筋草、透骨草、当归、红花、乳香、没药等。治疗时间:20 分钟。

3.骨伤推拿手法矫正 1 次

治则:活血舒筋。手法:以揉、点、按松解手法松解颈肩部肌肉,悬提手法松解关节。

3 天后患者复诊,颈肩部疼痛缓解 50%,VAS 评分 3 分。继续予以针灸+穴位拔罐、湿敷治疗、骨伤推拿手法矫正治疗 1 次。

第三次就诊,患者颈肩部症状基本好转,VAS 评分 1.5 分,因患者处于哺乳期,未再进行进一步治疗,嘱颈肩部避风寒、保暖、热毛巾热敷,注意避免长时间伏案工作,颈椎操预防及治疗。

分析

孕育及哺乳是女性的一个特殊时期,怀孕前期的准备阶段来源于长期的伏案工作、受寒凉、外力损伤等因素容易导致颈肩腰腿疼痛疾病的发生;怀孕中后期,由于身体重心变化,脊柱及腰背部正常生物力学结构改变,易于导致脊柱疾病的发生;生产时及产后由于腰部麻醉、骨盆结构发生改变,脊柱生物力学结构再一次发生变化,另外由于怀抱孩子及长时间的哺乳导致女性产后的颈腰疾病高发。传统影像学检查特别是 X 线、CT 检查均具有一定的放射性,不利于胚胎发育及婴幼儿的哺育,因此在对待此类患者时具有一定的劣势,红外热成像技术因不具有放射性,能够很好地弥补这一缺陷。另外其敏感性高,对于疼痛点可很好地反应,对于靶点治疗与观察有很好的效果,能够直达病患,缩短患者病程,减少药物及外用治疗对胚胎及婴幼儿的干扰。

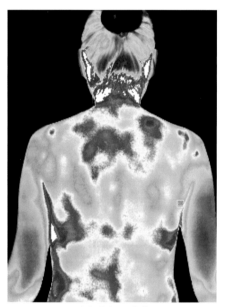

颈肩背部正位像

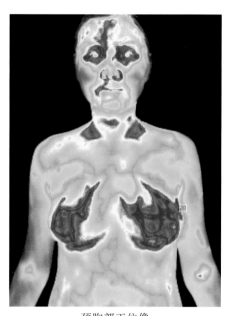

颈胸部正位像

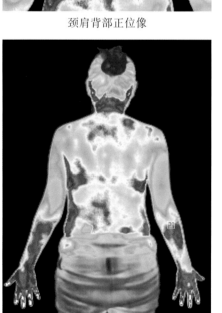

胸背上肢背侧位

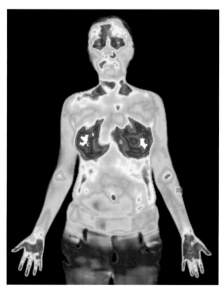

胸腹上肢前侧位

图 25.3　病例 3 患者红外热成像图。

第二十六章

红外热像的软组织损伤提示作用

软组织损伤包括摔伤、殴打、挫伤、穿刺伤、擦伤、运动损伤等,伤处多有疼痛、肿胀、瘀血等发生。

临床表现:

以肿胀、疼痛为主要表现。急性期,局部渗血、水肿,疼痛剧烈。晚期可能出现肌肉、肌腱的粘连、缺血性挛缩,关节周围炎,甚至引起关节僵直。

病例1

患者:男,52岁。主诉:左侧胸部疼痛1个小时。挫伤史。呼吸正常,否认咳时痛。查体:胸廓挤压试验阴性,胸左侧平锁骨中线3、4、5局部轻压痛。无明显叩击痛。

本院胸部正位、左隔上肋骨正斜位X线片:左侧隔上肋骨未见明显征象,肋膈角锐利,未见明显变钝(图26.1)。

因患者症状体征比较稳定,未见明显骨折及气胸征象,并考虑费用问题,未行MRI或CT检查(有微骨折可疑,不除外)红外热像检查作为辅助:可见局部软组织损伤,呈局部充血状态(图26.2)。

病例2

患者,男,主诉左侧髋及臀部疼痛3个月余,无明显诱因。

查体:左髋关节屈伸功能可,内外旋功能未受限。左髋关节局部无明显压痛。左髂前下嵴压痛。

首诊考虑软组织损伤,进一步检查除外股骨头

印象:

两肺纹理增多

主动脉迂曲硬化

心脏轻度增大

胸椎骨质增生

左侧膈上肋骨未见明显骨折征象 症状持续注意复查

图26.1 病例1患者胸部X线片印象。

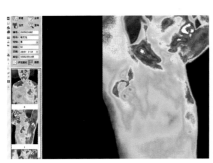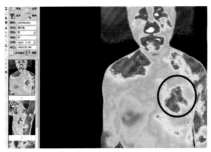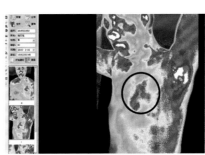

图26.2 病例1患者红外热成像图。

坏死？

行红外热像图检查:左髋部呈高温差较右侧(图26.3)。

给予局部对症理疗+刺络治疗。三次治疗后患者疼痛症状迅速缓解60%。红外热成像图示左侧温差较右侧基本一致(图26.4)。

病例3

患者刘某,左侧髂棘部疼痛。既往小儿麻痹史。否认外伤史。

鉴于患者的特殊病史,以及患者拒绝行影像资料检查,综合考虑后,行红外热成像检查。根据热图提示及患者主诉,可以看出患者左侧髂嵴部示高温

差。而因既往病史,可以看出患者双侧下肢的不等温(图26.5)。

病例4

患者,李某,右侧颞颌关节习惯性疼痛一年余。诊断:颞颌关节炎。

患者右侧颞颌关节疼痛,咀嚼,张口时易诱发疼痛。自诉之前做过影像检查,骨质未见明显异常。但热图显示:右侧颞颌部位温差较对侧高(图26.6)。

病例5

患者胸闷、憋气半年。确诊:心肌缺血。

患者因颈椎病前来就诊,颈椎X线示:颈椎关

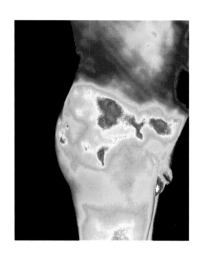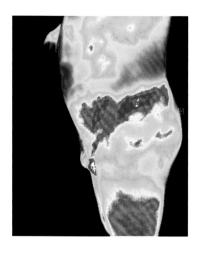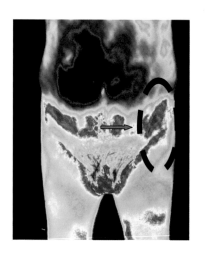

图26.3 病例2患者红外热成像图。

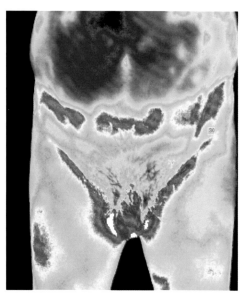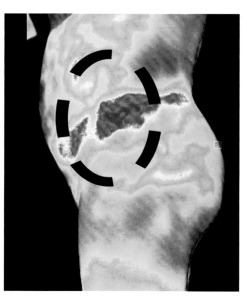

图26.4 病例2患者三次治疗后红外热成像图。

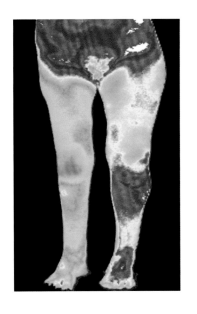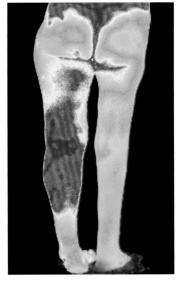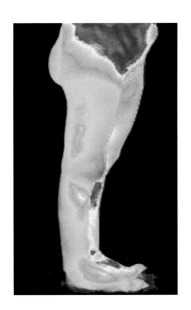

图 26.5　病例 3 患者红外热成像图。

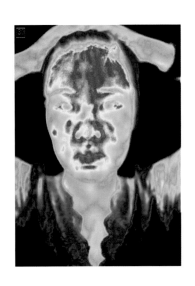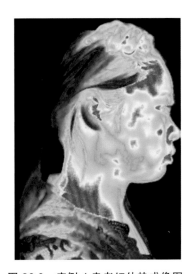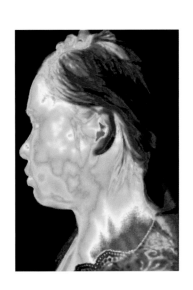

图 26.6　病例 4 患者红外热成像图。

节退行性改变。根据红外热成像图提示：左侧胸前区域低温差改变，询问患者后，告知心肌缺血半年余（图 26.7）。

病例 6

右下肢肿胀，发凉（因右下肢内固定术后，右下肢局部肿胀，发凉持续）。

患者右下肢胫腓骨骨折内固定术后，通过红外热成像图可以看出：右下肢呈低温差显示（图 26.8）。因术后改变，下肢血运循环较对侧差。下肢动静脉彩超诊断报告提示动脉斑块形成。

病例 7

患者右手拇指弹响感 3 个月余。

患者诊断 X 线片及报告见图 26.9。

患者治疗前后红外热成像图见图 26.10。

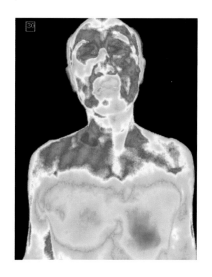
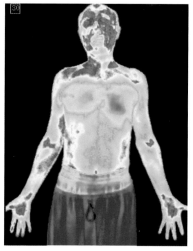
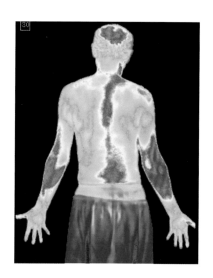

图 26.7　病例 5 患者红外热成像图。

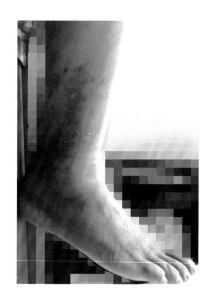
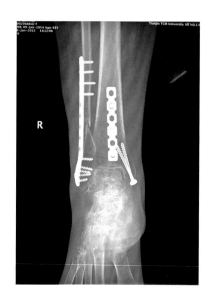
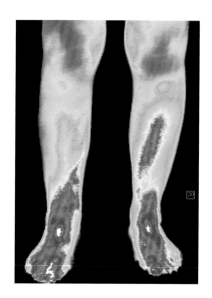

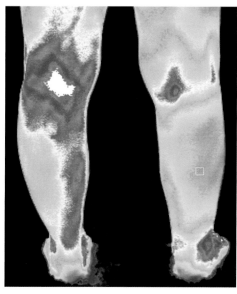
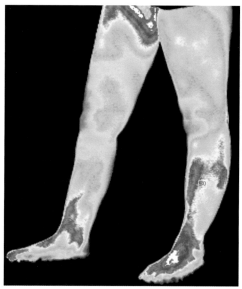

图 26.8　病例 6 患者红外热成像图。

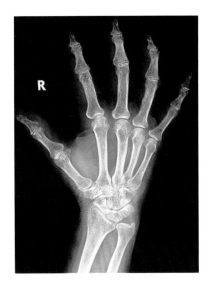
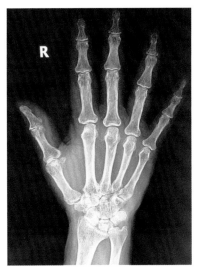

印象：
右手骨质疏松
右手第一掌指关节半脱位？请结合病史及临床检查

报告医师：单秀敏　审核医师：　　　报告日期：2015年09月08日

图 26.9　病例 7 患者 X 线片。

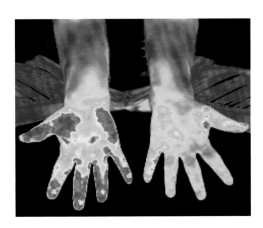
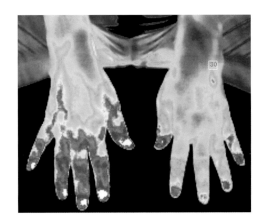

治疗前

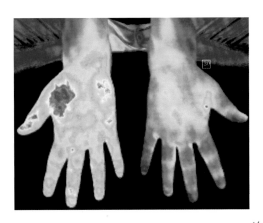
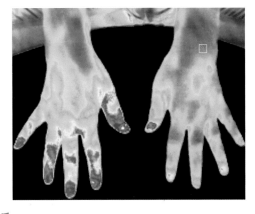

治疗后

图 26.10　病例 7 患者红外热成像图。

肋软骨炎，又称 Tietze 病或 Tietze 综合征。1921 年由 Tietze 首先报道，定义为肋软骨与胸骨交界处不明原因发生的非化脓性肋软骨炎性病变，表现为局限性疼痛伴肿胀的自限性疾病。本病病因尚未明确，但多与病毒感染和胸肋关节韧带慢性损伤有关。上肢搬运，托持重物，反复的呼吸道感染引起咳嗽，均可引起胸肋关节面和胸肋韧带的损伤，关节面因而水肿、增厚、呈无菌性炎症，胸肋韧带因炎症而增厚、短缩，可致肋软骨向前方翻转突出。肋软骨炎发生于第二肋者最多，达 75% 左右，其次是第 3、4 肋。

临床表现及诊断

各肋软骨均可发病，多在胸骨旁 2~4 肋软骨，亦可见于肋弓。轻者仅感轻度胸闷，胸前疼痛多为钝痛、隐痛，偶伴刺痛，痛点固定不移，咳嗽、深呼吸、扩展胸壁等引起胸廓过度活动时疼痛加重。严重者肩臂惧痛，甚或牵及半身。病程多在 3~4 周自行痊愈，但部分患者反复发作，迁延数月甚至数年。受累肋软骨肿大隆起，质硬，光滑而边界不清，局部压痛明显，但无表皮红热征，挤压胸廓时疼痛加剧。多发时受累的肋软骨处可呈串珠状畸形。血象、血沉、X 线检查无异常改变，但有助排除胸内病变、胸壁结核、肋骨骨髓炎。CT 能很好地显示软骨肿胀及骨化，但无法显示骨膜下活动性炎症。MRI 能够显示骨、软骨、滑膜及骨髓的活动性炎性改变，特异性和敏感性较高。核素骨扫描显示骨的炎性病变极为敏感，但缺乏特异性。B 超可显示肋软骨肿胀及结构改建，避免 CT 因容积效应及体位影响而出现的假阳性或假阴性，且容易双侧对比观察肿胀变化。通过详细询问病史，认真查体及辅助检查排除其他疾病后，根据肋软骨炎临床表现和体征确诊。

鉴别诊断

局部疼痛而无肿胀者与肋间神经痛，带状疱疹，冠心病心绞痛等鉴别。

肋间神经痛：发作时疼痛由后向前，沿相应的肋间隙放射呈半环状，疼痛呈刺痛或烧灼样痛。

带状疱疹：发病前有低热、乏力症状，发病部位有疼痛、烧灼感，可出现局部皮损，带状疱疹病毒（VZV）呈阳性。

冠心病心绞痛：特点为前胸阵发性、压榨性疼痛，可伴有其他症状，疼痛主要位于胸骨后部，可放射至心前区与左上肢，劳动或情绪激动时常发生，每次发作持续 3~5 分钟，可数日一次，也可一日数次，休息或用硝酸酯制剂后消失。本病多见于男性，多数 40 岁以上。发作时心电图检查可见以 R 波为主的导联中，ST 段压低，T 波平坦或倒置（变异型心绞痛者则有关导联 ST 段抬高），发作过后数分钟内逐渐恢复。

局部肿胀、疼痛者，与肋软骨肿瘤、胸壁结核等鉴别。

肋软骨肿瘤：肋软骨良性肿瘤局部隆肿，但局部疼痛和压痛并不明显，恶性肿瘤则生长快速，肿瘤表面不光滑，X 线片可能显示骨质破坏。

胸壁结核：局部肿胀，有波动感，压痛较轻，结核病活动期有盗汗、低热、乏力等毒性反应。

典型病例

卓某，女，48 岁，主诉左侧胸前疼痛加重半月，无外伤史，否认胸闷、憋气感，否认吸烟史，既往：近期咳嗽病史。就诊于我科，临床查体：左侧第 2、3 胸肋关节压痛。查心电图，未见异常（图 27.1）。查胸椎正位片示，两肺纹理增多，心膈无著变，骨质未见异常（图 27.2）。后进一步检查红外热像示：左侧胸肋关节较高温差（图 27.3）。结合患者临床检查和病史，考虑为 Tietze 综合征。

治疗经过

该患者首次就诊，予扶他林乳胶剂外用，消炎

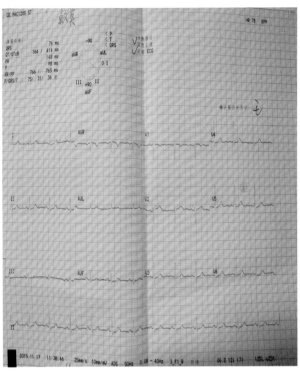

图 27.1 患者心电图表现:窦性心率,正常 ECG。

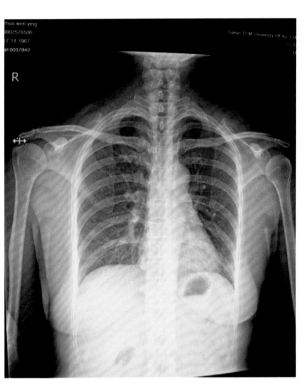

图 27.2 患者影像学表现:胸椎正位 X 线片。

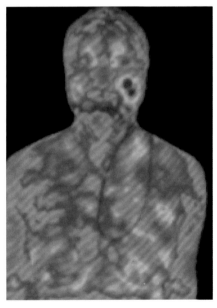

治疗前

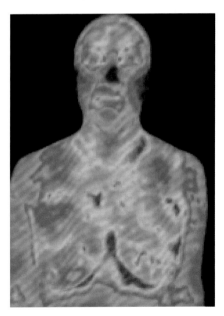

治疗两周后

图 27.3 患者治疗前后红外热成像图。

镇痛。予中药处方七剂,水煎服对症治疗。处方如下:

柴胡 6g ,木香 10g,郁金 10g,生栀子 10g,丹皮 10g,当归 10g,川芎 10g ,白芍 10g,生地黄 10g,三七粉 1g(冲服),生甘草 6g。

建议一周后复诊,拟予手法矫正治疗。

患者一周后复诊, 左侧胸肋关节疼痛缓解 50%,予中药药物湿敷治疗,后予胸肋关节松动,手法矫正治疗。手法操作示意图见图 27.4。

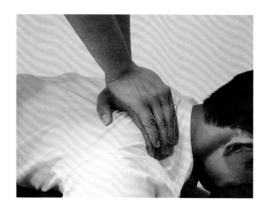
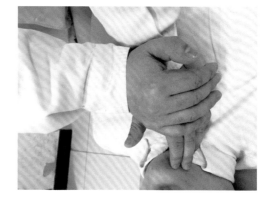
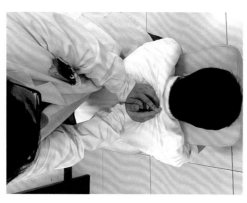

图 27.4　手法矫正治疗操作图。

一周后再次复查胸部热成像，左侧胸肋处较对侧略低温差(见图 27.3)，患者自诉疼痛感基本消失。

分析

本文病例为无明显诱因的胸肋关节疼痛，临床查体可及左侧第 2、3 胸肋关节压痛，心电图、胸椎 X 线片均无明显异常，查红外热像可见左侧胸肋关节较高温差区。与对侧相比出现了充血、炎性改变。结合患者的主诉，可以起到辅助诊断的作用，能很好的观察出疼痛存在的范围。这点很好地弥补了该病 X 线、CT 等影像学检查的不足。并且对后期疗效的监测有积极的意义。

手法复位可矫正脊柱椎体与肋骨之间小关节突位置，解除压迫，缓解肌痉挛，促进血液循环，减轻组织充血、水肿。本法治疗注意的要点：①当胸部受到外伤，坐卧姿势不当或运动动作不妥而致胸痛时，应考虑到胸肋小关节错位和滑脱，应用手法复位，可立见功效。如无明显外伤史，局部长期肿胀疼痛者，应考虑到系由慢性损伤引起胸肋软骨发炎所致。②本病多见于成人，诊断时必须与能引起胸壁疼痛的疾病加以鉴别。确定病变部位时，应先从脊柱两侧痛点确定胸椎的节段序数，再依次确定肋间隙序数，当脊柱两侧痛点、棘突序数与肋间隙序数痛点一致时，即可确定病变的胸椎位置。复位时手法要适度，以防骨折。③明确诊断，肋骨骨折、骨质疏松症、心脑血管病及年老体弱者禁用手法复位。

索 引